Enfermera

en Geriatría :

La guía completa

ALEXANDRE CAREWELL

Índice

Capítulo 1: Introducción a la geriatría y al papel de la enfermera   9

Las particularidades de la atención geriátrica   10

El papel crucial de la enfermera geriátrica   14

Tendencias demográficas y creciente importancia de la geriatría   20

Capítulo 2: Aspectos médicos y fisiológicos de la vejez   27

Cambios fisiológicos asociados al envejecimiento   28

Principales afecciones médicas que afectan a las personas mayores   33

Interacciones medicamentosas y consideraciones farmacológicas   39

Capítulo 3: Evaluación global de la persona mayor   45

Evaluar la independencia y la movilidad   46

Evaluación cognitiva y psicosocial   51

Herramientas de evaluación normalizadas   56

Capítulo 4: Planificación y gestión de los cuidados en geriatría — 61

Elaborar planes de cuidados individualizados — 62

Coordinación multidisciplinar en atención geriátrica — 68

Gestión de urgencias y cuidados paliativos — 74

Capítulo 5: Atención preventiva y promoción de la salud — 81

Prevención de caídas y lesiones — 82

Nutrición e hidratación en la tercera edad — 88

Actividad física adaptada y bienestar emocional — 94

Capítulo 6: Comunicación y relaciones con los pacientes ancianos — 101

Enfoques de comunicación eficaces — 102

Gestión de los trastornos de la comunicación relacionados con la edad — 108

Ética y confidencialidad en el cuidado de los ancianos — 114

Capítulo 7: Cuidados específicos de las enfermedades geriátricas — 121

Enfermedades neurodegenerativas (Alzheimer, Parkinson, etc.) — 122

Trastornos cardiovasculares y metabólicos — 128

Patologías osteoarticulares y respiratorias 134

Capítulo 8: Salud mental y bienestar psicosocial 141

Depresión, ansiedad y otros trastornos mentales comunes 142

Aislamiento social y factores psicosociales 148

Enfoques terapéuticos y apoyo emocional 154

Capítulo 9: Ética, derechos y final de la vida 161

Consentimiento informado y toma de decisiones compartida 162

Cuidados al final de la vida y apoyo a las familias 168

Cuestiones jurídicas y éticas específicas de la geriatría 175

Capítulo 10: Desarrollo profesional y perspectivas de futuro 183

Formación continua y actualización de conocimientos 184

Cambios en la práctica geriátrica y nuevas tecnologías 190

Desarrollo personal y profesional como enfermera geriátrica 198

Capítulo 11: Gestión de emergencias y crisis 207

Gestión de urgencias médicas frecuentes en ancianos.

208

Capítulo 1

Introducción a la geriatría y al papel de la enfermera

Las particularidades de la atención geriátrica

- **Definición de la geriatría y las personas mayores**

La geriatría es una rama especializada de la medicina dedicada al estudio y la gestión de los problemas de salud específicos de las personas mayores. Su objetivo es mejorar la calidad de vida y prevenir las complicaciones médicas y psicosociales asociadas al envejecimiento. La geriatría reconoce que el proceso de envejecimiento va acompañado de cambios fisiológicos, psicológicos y sociales, y pretende adaptar los cuidados en consecuencia.

El concepto de "persona mayor" puede variar de un contexto cultural y médico a otro. Sin embargo, en general se acepta que una persona mayor es alguien que ha superado cierta edad, a menudo asociada a la jubilación, y que entra en la fase de la vida en la que puede ser más vulnerable a los problemas de salud y a las limitaciones funcionales.

Aunque la edad concreta puede variar, el umbral comúnmente utilizado para definir a una persona mayor suele situarse en torno a los 65 años. Sin embargo, esta definición no tiene en cuenta la variabilidad individual, ya que algunas personas mayores de 65 años pueden gozar de una salud excelente y ser perfectamente independientes, mientras que otras pueden necesitar mayor asistencia y cuidados.

Es importante señalar que la geriatría no se limita a tratar los problemas de salud física. También tiene en cuenta los aspectos emocionales, sociales y psicológicos del envejecimiento. Las personas mayores pueden enfrentarse a retos como el aislamiento social, la depresión, la ansiedad y la pérdida de independencia. La atención geriátrica tiene en cuenta estos aspectos y pretende proporcionar un apoyo holístico para mejorar la calidad de vida de los pacientes ancianos.

En resumen, la geriatría es una especialidad médica que se centra en los problemas de salud específicos de las personas mayores, teniendo en cuenta los aspectos fisiológicos, psicológicos y sociales del envejecimiento. La definición de "persona mayor" puede variar, pero se hace hincapié en adaptar los cuidados para satisfacer las necesidades únicas de esta población.

- **Cuestiones sanitarias específicas de la población anciana**

El envejecimiento de la población conlleva retos sanitarios únicos que requieren un enfoque médico y asistencial específicamente adaptado. Como enfermera, comprender estas cuestiones es esencial para proporcionar una atención integral y de alta calidad a los ancianos.

Enfermedades crónicas y multimorbilidad

Las personas mayores suelen padecer una combinación de enfermedades crónicas, como hipertensión, diabetes, cardiopatías, enfermedades pulmonares y problemas articulares. La multimorbilidad -la coexistencia de varias enfermedades crónicas- hace que la gestión de los cuidados sea más compleja y requiere una estrecha coordinación entre los profesionales sanitarios para evitar interacciones entre medicamentos y complicaciones.

Fragilidad y pérdida de independencia

Con la edad, algunas personas pueden desarrollar fragilidad física, caracterizada por una pérdida de masa muscular, fuerza y resistencia. Esto puede conducir a una reducción de la independencia y la movilidad. Las caídas y las lesiones derivadas de la fragilidad son preocupaciones importantes, que requieren una evaluación proactiva e intervenciones para minimizar los riesgos.

Trastornos cognitivos y demencia

Los trastornos cognitivos, como la demencia y la enfermedad de Alzheimer, son frecuentes en las personas mayores. Estas afecciones pueden tener un profundo impacto en la vida diaria, en la toma de decisiones y en la capacidad de gestionar los cuidados personales. Las enfermeras desempeñan un papel esencial en la comunicación con los pacientes con demencia y en la aplicación de estrategias que garanticen su seguridad y bienestar.

Aislamiento social y salud mental

El aislamiento social es un gran reto para muchas personas mayores, sobre todo para las que viven solas o han perdido amigos y familiares. Esto puede tener un efecto perjudicial en la salud mental, provocando depresión y ansiedad. Las enfermeras tienen un papel crucial a la hora de proporcionar apoyo emocional y fomentar la participación social para mejorar el bienestar psicosocial de los pacientes ancianos.

Prevención y cuidados paliativos

Prevenir los problemas de salud relacionados con la edad, como las caídas, las infecciones y las enfermedades crónicas, es esencial para promover la calidad de vida de las personas mayores. Al mismo tiempo, los cuidados paliativos -un enfoque basado en la calidad de vida para atender a las personas con enfermedades terminales- desempeñan un papel importante a la hora de controlar los síntomas y proporcionar apoyo emocional al final de la vida.

En resumen, los problemas de salud específicos de la población anciana son variados y complejos. Como enfermera, es vital reconocer y comprender estas cuestiones para proporcionar unos cuidados holísticos, adaptados y centrados en las necesidades únicas de los pacientes ancianos.

- **La importancia de un enfoque holístico de la atención geriátrica**

Un enfoque holístico de la atención geriátrica es fundamental para satisfacer las necesidades complejas e interconectadas de las personas mayores. Reconoce que la salud y el bienestar de una persona no están determinados únicamente por factores médicos, sino también por aspectos emocionales, sociales y espirituales. Como enfermera, adoptar un enfoque holístico es esencial para proporcionar una atención integral y personalizada a esta población.

Comprender al individuo como un todo

El enfoque holístico implica ver a cada persona mayor como un individuo único, con una historia, una personalidad, unas creencias y unos valores que influyen en su salud y su bienestar. En lugar de centrarse únicamente en la enfermedad o los síntomas, la enfermera tiene en cuenta todos los aspectos de la vida del paciente para elaborar un plan de cuidados adaptado a sus necesidades específicas.

Integración de los aspectos psicosociales y emocionales

Las personas mayores pueden enfrentarse a retos psicosociales como la soledad, la pérdida de roles sociales, la depresión y la ansiedad. Un enfoque holístico reconoce el profundo impacto de estos factores en la salud general de una persona mayor. La atención geriátrica debe incluir apoyo emocional y social, así como intervenciones para mejorar la calidad de vida mental y emocional.

Promover la independencia y el bienestar

El enfoque holístico hace hincapié en la importancia de preservar la autonomía y el bienestar de los ancianos. En lugar de tomar decisiones unilaterales, las enfermeras trabajan en colaboración con los pacientes para establecer objetivos de cuidados e intervenciones que respeten sus elecciones y preferencias. Este enfoque ayuda a mantener la dignidad y la calidad de vida del paciente.

Atención preventiva y gestión de enfermedades crónicas
Desde una perspectiva holística, la prevención desempeña un papel fundamental. Los cuidados geriátricos incluyen la promoción de estilos de vida saludables, la gestión proactiva de las enfermedades crónicas y la prevención de complicaciones. Adoptando un enfoque global, las enfermeras identifican los riesgos y proponen intervenciones destinadas a mantener la salud a largo plazo.

En resumen, el enfoque holístico de la atención geriátrica reconoce a la persona mayor como un todo y pretende proporcionarle una atención que satisfaga sus necesidades físicas, emocionales, sociales y espirituales. Como enfermera, incorporar este enfoque a su práctica garantiza que sus pacientes ancianos reciban una atención de alta calidad que mejore su calidad de vida y su bienestar general.

El papel crucial de la enfermera

• **La enfermera como eje del equipo de cuidados geriátricos**
En los cuidados geriátricos, la enfermera ocupa un papel central y esencial como eje del equipo asistencial. Como enfermera, es responsable de coordinar los esfuerzos del equipo multidisciplinar para garantizar una atención holística adaptada a las necesidades únicas de los ancianos.

Coordinación de los profesionales sanitarios
Las personas mayores pueden requerir cuidados variados y especializados debido a sus complejos problemas de salud. Las enfermeras desempeñan un papel clave en la coordinación de las intervenciones de médicos, terapeutas, trabajadores sociales y otros profesionales

sanitarios implicados en los cuidados del paciente. Su capacidad para aunar estos conocimientos garantiza que se tengan en cuenta todos los aspectos de las necesidades del paciente.

Comunicación interdisciplinar

La comunicación eficaz es una piedra angular de los cuidados geriátricos. Las enfermeras facilitan la comunicación entre los miembros del equipo asistencial, asegurándose de que se comparte toda la información relevante. Esta comunicación interdisciplinar ayuda a crear un enfoque holístico de los cuidados y a evitar lagunas en la gestión de las necesidades médicas, psicosociales y emocionales del paciente.

Planificación individual de los cuidados

Cada anciano tiene unas necesidades específicas basadas en su salud, sus preferencias y sus valores. Como enfermera, usted es responsable de desarrollar planes de cuidados individualizados que tengan en cuenta estos factores. Esto puede implicar la gestión de la medicación, la coordinación de terapias y la aplicación de intervenciones específicas para mejorar la calidad de vida del paciente.

Apoyo al paciente y a la familia

Las enfermeras también desempeñan un papel crucial a la hora de proporcionar apoyo emocional y educativo a los pacientes y sus familias. Proporcionáis información sobre el tratamiento, los cuidados y las estrategias de autogestión. Al comprender las preocupaciones y preguntas de los pacientes y sus familias, usted ayuda a establecer un clima de confianza y empatía.

Promover la continuidad de la atención

La continuidad de los cuidados es esencial en la atención geriátrica, dada la naturaleza crónica y compleja de los problemas de salud relacionados con la edad. Las enfermeras garantizan una transición fluida entre los distintos niveles de atención, del hospital al domicilio o a la residencia de ancianos. Esto garantiza que los pacientes reciban una atención coherente y coordinada.

En resumen, la enfermera ocupa una posición central como eje del equipo de cuidados geriátricos. Su papel en la coordinación, la comunicación y la planificación de cuidados individualizados es crucial para proporcionar una atención holística y de alta calidad a los ancianos, teniendo en cuenta todos los aspectos de su salud y bienestar.

- **Colaboración interdisciplinar en el contexto geriátrico**

Una atención eficaz e integral a los ancianos requiere un enfoque interdisciplinar, en el que diferentes especialidades médicas y profesionales sanitarios colaboren estrechamente para satisfacer las complejas necesidades de esta población. La colaboración interdisciplinar es esencial para garantizar una atención integral y adecuada en el entorno geriátrico.

La diversidad de profesiones implicadas

En la atención geriátrica, el equipo asistencial puede incluir médicos, enfermeras, fisioterapeutas y terapeutas ocupacionales, trabajadores sociales, psicólogos, nutricionistas y otros profesionales de la salud. Cada uno aporta una experiencia única que contribuye a un enfoque integral de la atención.

Coordinación de las intervenciones

La colaboración interdisciplinar requiere una estrecha coordinación entre los profesionales sanitarios implicados. La enfermera suele desempeñar el papel de coordinadora, asegurándose de que la información médica y los planes de cuidados se comparten entre los miembros del equipo.

Esto evita duplicaciones y errores, y garantiza un enfoque coherente de los cuidados.

Intercambio de conocimientos
Cada profesional aporta una experiencia específica al cuidado del paciente anciano. Los médicos pueden evaluar y diagnosticar los problemas médicos, los terapeutas pueden trabajar en la rehabilitación física, los trabajadores sociales pueden ayudar con los aspectos psicosociales, etcétera. La colaboración interdisciplinar permite integrar estas áreas de especialización para lograr un enfoque integral.

Planificación de la atención centrada en el paciente
La colaboración interdisciplinar sitúa al paciente en el centro de la toma de decisiones. Los profesionales sanitarios colaboran para desarrollar planes de atención personalizados que satisfagan las necesidades y preferencias específicas del paciente. Este enfoque garantiza una atención holística que tiene en cuenta todas las necesidades del paciente.

Mejorar los resultados y la calidad de la atención
Se ha demostrado que la colaboración interdisciplinar es eficaz para mejorar los resultados clínicos y la calidad de la atención. Los enfoques combinados de distintos profesionales permiten una evaluación y una gestión más exhaustivas de las complejas necesidades de los pacientes ancianos. Esto puede conducir a una mejor gestión de las enfermedades crónicas, menos complicaciones y una mejora general de la calidad de vida.

En resumen, la colaboración interdisciplinar es la piedra angular de una atención geriátrica eficaz. Como enfermera, su papel en la coordinación y la comunicación entre los distintos miembros del equipo garantiza que cada paciente reciba una atención holística y bien coordinada, contribuyendo así a mejorar la salud y el bienestar de los ancianos.

- **Las competencias esenciales de la enfermera**

Como enfermera, necesita un conjunto específico de habilidades para proporcionar una atención integral y holística adaptada a las necesidades únicas de las personas mayores. Estas habilidades son esenciales para garantizar la seguridad, el bienestar y la calidad de los cuidados a esta población vulnerable.

Evaluación global e individual

La evaluación minuciosa de los pacientes ancianos es crucial para comprender sus necesidades médicas, psicosociales y emocionales. Debe ser capaz de evaluar la función cognitiva del paciente, su movilidad, sus hábitos de vida, su historial médico y sus preferencias. Esta evaluación exhaustiva le ayudará a elaborar un plan de cuidados personalizado.

Comunicación y escucha atenta

Las habilidades comunicativas son esenciales para establecer relaciones de confianza con los pacientes ancianos y sus familias. Hay que escuchar las preocupaciones y necesidades del paciente, a la vez que se le proporciona información clara sobre los tratamientos, procedimientos y opciones asistenciales. Es necesaria una comunicación adecuada, sobre todo para los pacientes con deterioro cognitivo.

Tratamiento del dolor y los síntomas

Las personas mayores experimentan a menudo dolor crónico y otros síntomas relacionados con sus afecciones médicas. Necesita conocimientos sobre el tratamiento del dolor para evaluar, tratar y controlar eficazmente el dolor en los pacientes. Controlar síntomas como la fatiga, la disnea y las náuseas también es crucial para mejorar la calidad de vida.

Prevención y educación sanitaria

Como enfermera, usted desempeña un papel clave en la educación de los pacientes y sus familias sobre estilos de vida saludables, la prevención de complicaciones y la gestión de las enfermedades crónicas. Debe ser capaz de proporcionar información clara y adaptada a cada paciente para ayudarle a tomar decisiones informadas sobre su salud.

Ética y empatía

Trabajar con ancianos requiere una mayor sensibilidad hacia las cuestiones éticas, como el respeto a la autonomía, las opciones al final de la vida y la toma de decisiones compartida. Debe mostrar empatía y respeto por las creencias y valores de los pacientes, al tiempo que equilibra las consideraciones médicas y éticas.

Cuidados paliativos y al final de la vida

Las habilidades en cuidados paliativos son esenciales para proporcionar apoyo emocional y médico a los pacientes al final de la vida. Debe ser capaz de controlar los síntomas, proporcionar apoyo a la familia y facilitar conversaciones honestas y respetuosas sobre las preferencias y objetivos del paciente al final de su vida.

En resumen, las competencias esenciales de las enfermeras son variadas y complejas. Abarcan aspectos técnicos, emocionales, éticos y de comunicación. Al desarrollar estas habilidades, estará mejor preparada para proporcionar a los pacientes mayores unos cuidados de alta calidad y centrados en el paciente, garantizando su seguridad, bienestar y dignidad durante todo el proceso asistencial.

Tendencias demográficas y creciente importancia de la geriatría

- ### Tendencias demográficas mundiales y envejecimiento de la población

El envejecimiento de la población es una importante tendencia demográfica con importantes implicaciones para los sistemas sanitarios, las políticas sociales y los cuidados médicos en todo el mundo. Comprender las tendencias demográficas globales relacionadas con el envejecimiento es esencial para las enfermeras, ya que informa sobre cómo se planifican y prestan los cuidados a las personas mayores.

Crecimiento de la población anciana
En todo el mundo, la proporción de personas de 60 años o más está aumentando rápidamente como consecuencia de una mayor esperanza de vida y unas tasas de fertilidad más bajas en muchos países. Este rápido crecimiento de la población anciana está provocando un aumento de la demanda de atención geriátrica y servicios sanitarios adaptados a las necesidades específicas de esta población.

Factores del envejecimiento de la población
Varios factores contribuyen al envejecimiento de la población. Las mejoras en la atención médica, las condiciones de vida y la higiene han provocado un aumento de la esperanza de vida. Al mismo tiempo, las tasas de natalidad tienden a descender en muchos países, lo que se traduce en una proporción creciente de personas mayores en relación con los jóvenes.

Consecuencias para los sistemas sanitarios
El envejecimiento de la población está repercutiendo en los sistemas sanitarios al aumentar la demanda de atención médica y servicios sanitarios. La necesidad de gestión de

enfermedades crónicas, cuidados paliativos y apoyo a largo plazo es cada vez más acuciante. Las enfermeras desempeñan un papel crucial en la prestación de estos cuidados adaptados.

Retos sociales y económicos
El envejecimiento de la población también puede plantear retos sociales y económicos, como la presión sobre los sistemas de pensiones, la necesidad de viviendas adaptadas y la necesidad de garantizar un apoyo adecuado a las personas mayores vulnerables. Las enfermeras están llamadas a trabajar en colaboración con otros profesionales para hacer frente a estos retos y garantizar la calidad de vida de las personas mayores.

La importancia de la planificación preventiva
Dadas estas tendencias demográficas, es crucial que los gobiernos, las instituciones sanitarias y los profesionales de la salud planifiquen de forma proactiva los recursos y servicios necesarios para satisfacer las crecientes necesidades de la población anciana. Las enfermeras desempeñan un papel clave en la promoción de la salud y la prevención de enfermedades para garantizar el bienestar a largo plazo de los ancianos.

En resumen, las tendencias demográficas mundiales indican claramente que el envejecimiento de la población es un fenómeno creciente con importantes implicaciones para los cuidados geriátricos y la prestación de servicios sanitarios adecuados. Las enfermeras están a la vanguardia de este desarrollo, proporcionando cuidados de calidad y contribuyendo al desarrollo de sistemas sanitarios sostenibles para las poblaciones de mayor edad.

- **Implicaciones socioeconómicas del crecimiento de la tercera edad**

El crecimiento de la población anciana tiene importantes implicaciones socioeconómicas para las sociedades de todo el mundo. Estas implicaciones afectan a muchos aspectos de la vida cotidiana, desde los sistemas de pensiones hasta los servicios sanitarios y la economía en general.

Presión sobre los sistemas de pensiones
El crecimiento del número de personas mayores está ejerciendo presión sobre los sistemas de pensiones, ya que cada vez son más las personas que alcanzan la edad de jubilación y empiezan a percibir prestaciones de jubilación. Esta presión puede comprometer la sostenibilidad financiera de los sistemas de pensiones, lo que exige ajustes y reformas para garantizar su estabilidad y sostenibilidad a largo plazo.

Necesidades de atención sanitaria y social
Las personas mayores suelen tener necesidades sanitarias más complejas y crónicas. Este aumento de la demanda de asistencia médica y social supone una carga adicional para los sistemas sanitarios y de asistencia social. Las infraestructuras y los recursos deben adaptarse para satisfacer estas necesidades específicas.

Trabajo y jubilación tardía
El envejecimiento de la población también puede repercutir en la mano de obra, ya que algunas personas pueden optar por trabajar más tiempo para compensar los efectos del envejecimiento en los sistemas de pensiones. Esto puede provocar cambios en los modelos de trabajo y necesidades de formación continua para los trabajadores de más edad.

Economía y consumo

El envejecimiento de la población puede influir en los patrones de consumo, con una mayor preferencia por determinados productos y servicios específicos para las necesidades de las personas mayores. Esto también puede tener implicaciones para la economía, estimulando la demanda de asistencia sanitaria, productos adaptados y servicios relacionados con el bienestar de los mayores.

Impacto en las familias

El aumento del número de personas mayores puede influir en la dinámica familiar, ya que las familias pueden verse obligadas a cuidar de los ancianos. Esto puede plantear retos en cuanto a la gestión del tiempo, los recursos y la calidad de vida, al tiempo que ofrece oportunidades para reforzar los lazos intergeneracionales.

Política pública y planificación

Las implicaciones socioeconómicas del envejecimiento de la población requieren una cuidadosa consideración en la planificación de las políticas públicas. Es necesario poner en marcha iniciativas que apoyen la asistencia sanitaria, la jubilación, el empleo de las personas mayores y la mejora de la calidad de vida. Las enfermeras, en colaboración con otros profesionales, tienen un importante papel que desempeñar en la formulación y aplicación de estas políticas.

En resumen, el crecimiento de la población anciana tiene implicaciones socioeconómicas que afectan a diversos aspectos de la sociedad. Los retos y oportunidades asociados a estas implicaciones requieren un enfoque holístico para garantizar que las necesidades de las personas mayores se tengan en cuenta en las políticas, los sistemas sanitarios y las estrategias económicas, garantizando al mismo tiempo su bienestar y calidad de vida.

- **Respuestas del sistema sanitario y perspectivas de futuro en geriatría**

Ante los retos que plantea el envejecimiento de la población, los sistemas sanitarios de todo el mundo deben adaptarse para ofrecer una atención geriátrica de calidad y satisfacer las necesidades únicas de los ancianos. Las perspectivas de futuro en geriatría incluyen estrategias para mejorar la gestión, garantizar la calidad de la atención y promover el bienestar de los pacientes mayores.

Desarrollo de servicios especializados

Los sistemas sanitarios deben desarrollar servicios geriátricos especializados para satisfacer las necesidades específicas de los ancianos. Esto incluye la creación de clínicas geriátricas, unidades de atención especializada en los hospitales y residencias de ancianos adaptadas a las necesidades médicas, emocionales y sociales de los pacientes mayores.

Formación continua para profesionales sanitarios

Los profesionales sanitarios, incluidas las enfermeras, deben recibir una formación continua para adquirir las habilidades necesarias para atender a los pacientes ancianos. La formación debe abarcar los aspectos médicos, psicosociales y éticos de la atención geriátrica, teniendo en cuenta las tendencias y los avances en este campo.

Integración de los cuidados paliativos y al final de la vida

Integrar los cuidados paliativos y al final de la vida en las prácticas de atención geriátrica es esencial para garantizar un enfoque holístico y centrado en el paciente. Los profesionales sanitarios deben estar formados en comunicación sensible y manejo de síntomas para proporcionar un apoyo óptimo a los pacientes y sus familias al final de la vida.

Tecnología e innovación

Los avances tecnológicos pueden desempeñar un papel importante en la atención geriátrica. Las aplicaciones de telesalud, los dispositivos de monitorización a domicilio y las soluciones digitales pueden mejorar el acceso a los cuidados, la gestión de las enfermedades crónicas y la comunicación entre pacientes, familiares y profesionales sanitarios.

Promoción de la salud y prevención

La promoción de la salud y los esfuerzos de prevención son esenciales para mejorar la calidad de vida de las personas mayores. Los sistemas sanitarios deben fomentar estilos de vida saludables, la vacunación, la detección precoz y la gestión proactiva de las enfermedades crónicas para evitar complicaciones y hospitalizaciones innecesarias.

Investigación e innovación en geriatría

La investigación continua en el campo de la geriatría es necesaria para comprender mejor las necesidades específicas de los ancianos, desarrollar nuevos enfoques de tratamiento y mejorar las prácticas asistenciales. Los avances en la investigación pueden ayudar a transformar la atención geriátrica y a responder eficazmente a los retos futuros.

En resumen, las respuestas del sistema sanitario y las perspectivas de futuro en geriatría pretenden adaptar los cuidados para satisfacer las crecientes necesidades de las personas mayores. Creando servicios especializados, invirtiendo en formación e integrando los cuidados paliativos y las tecnologías innovadoras, los profesionales sanitarios, incluidos los enfermeros, pueden contribuir a mejorar la calidad de vida y la dignidad de los pacientes ancianos en los próximos años.

Capítulo 2

Aspectos médicos y fisiológicos de la vejez

Cambios fisiológicos asociados al envejecimiento

- **Alteraciones cutáneas e impacto en la salud**

Los cambios cutáneos son comunes en las personas mayores y pueden tener un impacto significativo en su salud y bienestar. Como enfermera, es esencial comprender estos cambios cutáneos y tomar las medidas adecuadas para prevenir, evaluar y tratar estos problemas de la piel.

Atrofia cutánea

La atrofia cutánea es una reducción del grosor de la piel debida a la pérdida de colágeno y elastina. Esto hace que la piel sea más fina, más frágil y más propensa a los hematomas. La atrofia cutánea puede aumentar el riesgo de úlceras y llagas por presión, por lo que requiere una cuidadosa vigilancia e intervención para evitar complicaciones.

Xerosis (piel seca)

La xerosis es frecuente en las personas mayores debido a una reducción de la producción de sebo y de la hidratación de la piel. La piel seca puede provocar picores, grietas e infecciones cutáneas. Las enfermeras desempeñan un papel importante a la hora de educar a los pacientes sobre la importancia de la hidratación y de recomendarles los productos adecuados.

Úlceras por presión

Las úlceras por presión son llagas causadas por una presión prolongada sobre determinadas zonas del cuerpo, a menudo en personas inmóviles o en silla de ruedas. Estas úlceras son dolorosas, difíciles de curar y pueden provocar complicaciones graves. La enfermera debe aplicar medidas preventivas, como cambios regulares de posición y dispositivos de alivio de la presión.

Lesiones cutáneas inducidas por el sol

Las lesiones cutáneas inducidas por el sol, como las manchas de la edad, las queratosis actínicas y los carcinomas basocelulares, son frecuentes en las personas mayores debido a la exposición al sol durante toda la vida. La educación sobre la protección solar y el seguimiento de las lesiones cutáneas sospechosas son esenciales para prevenir las complicaciones del cáncer de piel.

Infecciones cutáneas

Los ancianos son más vulnerables a las infecciones cutáneas debido a la reducción de la función inmunitaria y a la fragilidad de la piel. Las infecciones fúngicas, bacterianas y víricas pueden causar irritación, dolor y complicaciones sistémicas. La detección y el tratamiento precoces de las infecciones cutáneas son esenciales para evitar su propagación y las complicaciones.

Impacto psicosocial y calidad de vida

Los cambios cutáneos pueden tener un impacto psicosocial en los ancianos, afectando a su autoestima y calidad de vida. El picor, el dolor y la alteración del aspecto de la piel pueden causar angustia emocional. Como enfermera, usted desempeña un papel en la prestación de cuidados empáticos y apoyo emocional para ayudar a los pacientes a afrontar estos retos.

En resumen, los cambios cutáneos en los ancianos son comunes y pueden tener un impacto significativo en su salud física y psicosocial. Como enfermera, debe ser consciente de estos cambios, educar a los pacientes sobre el cuidado de la piel, aplicar medidas preventivas y trabajar con otros profesionales sanitarios para garantizar una atención integral adaptada a las necesidades individuales de los pacientes.

- **Cambios musculoesqueléticos y consecuencias funcionales**

Los cambios musculoesqueléticos son frecuentes en las personas mayores y pueden provocar cambios funcionales significativos. Como enfermera, es esencial comprender estos cambios y sus implicaciones para proporcionar los cuidados adecuados y ayudar a los pacientes a mantener su movilidad e independencia.

Pérdida de masa muscular (sarcopenia)
La pérdida de masa muscular, conocida como sarcopenia, es común en las personas mayores debido a factores como la reducción de la actividad física y los cambios hormonales. La sarcopenia puede provocar debilidad muscular, movilidad reducida y un mayor riesgo de caídas. Como enfermera, puede fomentar los ejercicios de fortalecimiento muscular y una dieta equilibrada para minimizar los efectos de la sarcopenia.

Pérdida de densidad ósea (osteoporosis)
La osteoporosis, caracterizada por una pérdida de densidad ósea, es frecuente en las personas mayores y puede aumentar el riesgo de fracturas. Los huesos frágiles pueden provocar fracturas en el cuello del fémur, la muñeca y la columna vertebral. Como enfermera, puede educar a los pacientes sobre la importancia de tomar calcio, vitamina D y prevenir las caídas para mantener la salud ósea.

Rigidez articular y artrosis
Los cambios relacionados con la edad pueden provocar rigidez articular y artrosis, que pueden limitar la movilidad y causar dolor. Las articulaciones afectadas pueden ser las rodillas, las caderas y las manos. Como enfermera, puede fomentar los ejercicios de amplitud de movimiento, los tratamientos antiinflamatorios y las estrategias de control del dolor para ayudar a los pacientes a mantener su funcionalidad.

<u>Deterioro de la postura y el equilibrio</u>

Los cambios musculoesqueléticos pueden provocar cambios en la postura y el equilibrio, aumentando el riesgo de caídas en los ancianos. Los cambios en la columna vertebral y la pérdida de masa muscular contribuyen a estos problemas. Las enfermeras pueden colaborar con los fisioterapeutas en la elaboración de programas de ejercicios para mejorar la postura, el equilibrio y la estabilidad.

<u>Impacto en la independencia y la calidad de vida</u>

Estos cambios musculoesqueléticos pueden tener un impacto significativo en la independencia y la calidad de vida de las personas mayores. La pérdida de movilidad, el dolor y el riesgo de caídas pueden limitar las actividades diarias y la participación social. Como enfermera, puede proporcionar apoyo emocional, educar sobre las medidas de prevención de caídas y trabajar con profesionales de la rehabilitación para mejorar la funcionalidad.

En resumen, los cambios musculoesqueléticos en las personas mayores tienen importantes consecuencias funcionales. Como enfermera, es crucial comprender estos cambios, evaluar su impacto en la salud y la calidad de vida de los pacientes y colaborar con otros profesionales sanitarios para proporcionar una atención integral dirigida a mantener la movilidad, la funcionalidad y la independencia de las personas mayores.

- **Cambios hormonales y sus repercusiones**

Los cambios hormonales son parte integrante del proceso de envejecimiento y repercuten en la salud y el bienestar de las personas mayores. Como enfermera, es importante comprender estos cambios hormonales y sus implicaciones para proporcionar los cuidados adecuados y ayudar a los pacientes a gestionar los retos asociados.

La menopausia en la mujer

La menopausia, que suele producirse entre los 45 y los 55 años, conlleva una reducción significativa de las hormonas sexuales femeninas, como el estrógeno y la progesterona. Esto puede provocar síntomas como sofocos, insomnio, sequedad vaginal y fluctuaciones del estado de ánimo. Como enfermera, puede ofrecer apoyo emocional y educar a las mujeres sobre las opciones de tratamiento de los síntomas, incluida la terapia hormonal.

Hipogonadismo en los hombres

El hipogonadismo, una disminución de los niveles de testosterona, es frecuente en los hombres mayores. Esto puede provocar una disminución de la libido, pérdida de masa muscular, aumento de la fatiga y problemas de erección. Como enfermera, puede hablar de los síntomas, los beneficios y los posibles riesgos de la terapia de sustitución de testosterona con los pacientes.

Impacto en la salud ósea

Los cambios hormonales, en particular la disminución de estrógenos en las mujeres posmenopáusicas, pueden repercutir en la salud ósea. La pérdida de estrógenos puede contribuir a la pérdida de densidad ósea y aumentar el riesgo de osteoporosis y fracturas. Como enfermera, puede educar a las pacientes sobre la importancia de la nutrición, el ejercicio y los suplementos para mantener la salud ósea.

Influencia en el metabolismo

Los cambios hormonales pueden influir en el metabolismo y la composición corporal. La disminución de la tasa metabólica basal y la redistribución de la grasa pueden contribuir al aumento de peso y a la acumulación de grasa abdominal. Como enfermera, puede educar a los pacientes sobre la importancia de un estilo de vida sano, la actividad física y una dieta equilibrada para mantener un peso saludable.

Consecuencias psicológicas y emocionales

Los cambios hormonales también pueden tener consecuencias psicológicas y emocionales. Las fluctuaciones hormonales pueden influir en el estado de ánimo, la cognición y la autopercepción. Las enfermeras desempeñan un papel importante ofreciendo apoyo emocional, escuchando las preocupaciones de las pacientes y fomentando una comunicación abierta con los profesionales de la salud mental cuando sea necesario.

En resumen, los cambios hormonales son una parte integral del envejecimiento y tienen un impacto significativo en la salud física y emocional de las personas mayores. Como enfermera, es importante reconocer estos cambios, educar a los pacientes sobre las opciones de tratamiento de los síntomas y colaborar con otros profesionales sanitarios para proporcionar una atención integral que satisfaga las necesidades individuales de los pacientes.

Principales afecciones médicas que afectan a las personas mayores

- **Enfermedades cardiovasculares: hipertensión, enfermedad coronaria, insuficiencia cardiaca**

Las enfermedades cardiovasculares son un grupo común de afecciones médicas en las personas mayores y pueden tener un impacto significativo en su salud y calidad de vida. Como enfermera, es crucial comprender estas enfermedades y aplicar estrategias de prevención, evaluación y gestión para garantizar unos cuidados de calidad.

Hipertensión

La hipertensión, o tensión arterial alta, es frecuente en las personas mayores y puede aumentar el riesgo de enfermedades cardiacas, derrames cerebrales y problemas renales. Como enfermera, puede controlar regularmente la tensión arterial de los pacientes, fomentar cambios saludables en el estilo de vida (como reducir la sal y aumentar la actividad física) y ayudar a gestionar la medicación prescrita.

Enfermedad coronaria (angina de pecho e infarto de miocardio)

Las enfermedades coronarias, como la angina de pecho (dolor torácico) y el infarto de miocardio (ataque al corazón), son frecuentes en las personas mayores debido a la acumulación de placa en las arterias. Estas afecciones pueden provocar sufrimiento cardíaco y complicaciones potencialmente mortales. Como enfermera, debe ser capaz de reconocer los síntomas de emergencia, proporcionar apoyo emocional a los pacientes y colaborar con el equipo médico para una intervención rápida.

Insuficiencia cardíaca

La insuficiencia cardiaca, en la que el corazón no bombea la sangre con eficacia, es una afección que se hace más frecuente con la edad. Los síntomas incluyen fatiga, dificultad para respirar e hinchazón de las piernas. Las enfermeras desempeñan un papel esencial en el control de los síntomas, la gestión de la medicación y la educación de los pacientes sobre los signos de descompensación.

Prevención y educación

La prevención de las enfermedades cardiovasculares es esencial en las personas mayores. Como enfermera, puede ofrecer educación sobre los factores de riesgo modificables como el tabaquismo, la dieta, la actividad física y la gestión del estrés. También puede fomentar las revisiones médicas periódicas para detectar y tratar las enfermedades cardiacas en una fase temprana.

Gestión global

La gestión integral de las enfermedades cardiovasculares implica una estrecha colaboración con médicos, cardiólogos y otros profesionales sanitarios. Las enfermeras desempeñan un papel clave en la coordinación de los cuidados, el seguimiento de los síntomas, el apoyo emocional y la educación de los pacientes y sus familias sobre cómo gestionar estas afecciones a largo plazo.

En resumen, las enfermedades cardiovasculares son frecuentes en las personas mayores y requieren una atención especial en términos de prevención, evaluación y gestión. Las enfermeras desempeñan un papel fundamental en la promoción de la salud cardiaca, la detección precoz de problemas y la prestación de cuidados integrales para mejorar la calidad de vida y reducir las complicaciones asociadas a las enfermedades cardiacas.

- **Trastornos metabólicos: diabetes de tipo 2, dislipidemia**

Los trastornos metabólicos, como la diabetes tipo 2 y la dislipidemia, son problemas de salud comunes en las personas mayores y pueden tener un impacto significativo en su bienestar. Como enfermera, es esencial comprender estos trastornos metabólicos y aplicar estrategias de prevención, gestión y educación para garantizar una atención integral.

Diabetes tipo 2

La diabetes de tipo 2 es frecuente en las personas mayores debido a factores como un estilo de vida sedentario, el aumento de peso y la resistencia a la insulina. Puede provocar complicaciones graves, como enfermedades cardiovasculares, problemas renales y neuropatía. Las enfermeras desempeñan un papel esencial a la hora de educar a los pacientes sobre el control de sus

35

niveles de azúcar en sangre, la importancia de una dieta equilibrada, la actividad física y la medicación prescrita.

Dislipidemia

La dislipidemia, caracterizada por niveles elevados de colesterol y/o triglicéridos en la sangre, puede aumentar el riesgo de cardiopatías en las personas mayores. Como enfermera, puede ayudar a controlar los niveles de lípidos en sangre, asesorar sobre el control de las dietas bajas en grasas saturadas y colesterol, y colaborar con los profesionales sanitarios para ajustar los tratamientos farmacológicos si es necesario.

Prevención y educación

La prevención de los trastornos metabólicos es crucial para las personas mayores. Como enfermera, puede educar a los pacientes sobre los factores de riesgo modificables, como la dieta, la actividad física y el control del peso. También puede fomentar las revisiones periódicas para detectar los problemas metabólicos en una fase temprana.

Gestión holística

La gestión holística de los trastornos metabólicos implica la coordinación de la atención médica, nutricional y educativa. Las enfermeras desempeñan un papel clave al trabajar con médicos, dietistas y educadores en diabetes para proporcionar una atención integrada e individualizada. También puede ofrecer apoyo emocional a los pacientes para ayudarles a gestionar estas afecciones a largo plazo.

Autonomía y autogestión

Fomentar la independencia y la autogestión es esencial para las personas mayores con trastornos metabólicos. Como enfermera, puede educar a los pacientes sobre cómo controlar sus niveles de glucosa en sangre, gestionar su medicación y reconocer los signos de complicaciones.

También puede ayudarles a desarrollar planes de acción en caso de hiperglucemia o hipoglucemia.

En resumen, los trastornos metabólicos como la diabetes tipo 2 y la dislipidemia son frecuentes en las personas mayores y requieren un enfoque proactivo de prevención, evaluación y gestión. Las enfermeras tienen un papel crucial que desempeñar en la educación de los pacientes, la coordinación de los cuidados y la promoción de la autogestión para mejorar la calidad de vida y reducir los riesgos asociados a estos trastornos metabólicos.

- **Enfermedades neurológicas: demencia, enfermedad de Parkinson, derrames cerebrales**

Las afecciones neurológicas como la demencia, la enfermedad de Parkinson y la apoplejía son comunes en las personas mayores y pueden tener un impacto significativo en su cognición, movilidad y calidad de vida. Como enfermera, es esencial comprender estas enfermedades y aplicar los enfoques asistenciales adecuados.

Demencia
La demencia es un grupo de trastornos neurodegenerativos que afectan a la cognición, la memoria y el funcionamiento diario. La enfermedad de Alzheimer es una de las formas más comunes de demencia. Como enfermera, debe ser capaz de reconocer los primeros signos de demencia, proporcionar apoyo emocional a pacientes y familiares y ayudar a gestionar los síntomas y los problemas de comunicación.

Enfermedad de Parkinson
La enfermedad de Parkinson es un trastorno neurológico caracterizado por temblores, rigidez muscular y problemas de coordinación. Las personas mayores con enfermedad de Parkinson pueden tener dificultades para caminar y

realizar las tareas cotidianas. Como enfermera, puede fomentar el ejercicio, la fisioterapia y la medicación para ayudar a controlar los síntomas y mejorar la calidad de vida.

Accidentes cerebrovasculares (ACV)
Los ictus se producen cuando se interrumpe el flujo sanguíneo a una parte del cerebro, lo que provoca daños en el tejido cerebral. Los ictus pueden provocar la pérdida de la función motora, dificultades en el habla y cambios cognitivos. Como enfermera, puede trabajar con el equipo médico para proporcionar cuidados de urgencia y rehabilitación tras un ictus para ayudar a los pacientes a recuperar su independencia funcional.

Prevención y apoyo
La prevención de las enfermedades neurológicas suele implicar el control de los factores de riesgo, como la hipertensión y la diabetes, que pueden contribuir al desarrollo de estas afecciones. Como enfermera, puede educar a los pacientes sobre la prevención, promover un estilo de vida saludable y fomentar un seguimiento médico regular.

Apoyo a los cuidadores
Las enfermedades neurológicas pueden tener un impacto emocional y físico en los pacientes y sus cuidadores. Como enfermera, puede ofrecer apoyo no sólo a los pacientes, sino también a sus familiares y cuidadores. Esto puede incluir proporcionar información sobre recursos de apoyo, grupos de apoyo y estrategias de gestión del estrés.

En resumen, las afecciones neurológicas como la demencia, la enfermedad de Parkinson y el ictus son frecuentes en las personas mayores y requieren un enfoque integral de los cuidados. Las enfermeras desempeñan un papel crucial en el reconocimiento precoz, la gestión de los síntomas, la coordinación de los cuidados y el apoyo emocional para ayudar a los pacientes y a sus familias a afrontar estos complejos retos.

Interacciones medicamentosas y consideraciones farmacológicas

- **Polifarmacia y riesgos asociados**

La polifarmacia, que se refiere al uso simultáneo de varios medicamentos por parte de un paciente, es común en los ancianos debido a la prevalencia de múltiples afecciones médicas. Aunque los medicamentos pueden ser esenciales para controlar los problemas de salud, la polifarmacia conlleva riesgos potenciales que requieren una gestión cuidadosa.

Interacción con otros medicamentos

El uso de varios fármacos puede aumentar el riesgo de interacciones farmacológicas, en las que los efectos de un fármaco se ven modificados por otro. Algunas interacciones pueden ser graves y provocar efectos secundarios indeseables o una reducción de la eficacia de los fármacos. Como enfermera, debe estar atenta para identificar e informar al equipo médico de las posibles interacciones entre medicamentos.

Efectos indeseables y reacciones alérgicas

Los ancianos son más susceptibles a las reacciones adversas a los medicamentos debido a los cambios fisiológicos relacionados con la edad. La polifarmacia aumenta el riesgo de desarrollar efectos secundarios o reacciones alérgicas. Como enfermera, debe vigilar cuidadosamente a los pacientes para detectar cualquier signo de efectos secundarios y reacciones alérgicas, e informar de estos incidentes al equipo médico.

Medicación inadecuada

La polifarmacia también puede dar lugar a que se prescriban medicamentos inadecuados a las personas mayores, sobre todo aquellos que son potencialmente innecesarios o arriesgados. Las enfermeras pueden desempeñar un papel importante participando en las revisiones de la medicación, proporcionando información sobre las necesidades específicas de los pacientes ancianos y contribuyendo a la toma de decisiones sobre el tratamiento.

Cumplimiento del tratamiento

Manejar un gran número de medicamentos puede dificultar el cumplimiento del tratamiento por parte de las personas mayores. Como enfermera, puede ayudar proporcionando consejos prácticos sobre la toma de medicamentos, explicando los regímenes de dosificación e identificando los posibles obstáculos a la adherencia, como los efectos secundarios.

Planificación y coordinación de los cuidados

La gestión eficaz de la polifarmacia requiere una cuidadosa planificación y coordinación de los cuidados. Las enfermeras pueden desempeñar un papel fundamental colaborando estrechamente con médicos, farmacéuticos y otros miembros del equipo asistencial para garantizar el uso seguro y adecuado de los medicamentos.

En resumen, la polifarmacia es frecuente en los ancianos y conlleva riesgos potenciales que requieren una atención especial. Las enfermeras desempeñan un papel crucial en la detección precoz de las interacciones farmacológicas, el seguimiento de los efectos adversos y las reacciones alérgicas, el fomento de la adherencia al tratamiento y la coordinación de los cuidados para minimizar los riesgos asociados a la polifarmacia y garantizar la seguridad del paciente.

- **Deterioro de la respuesta a los fármacos en los ancianos**

Las respuestas a la medicación pueden verse alteradas en los ancianos debido a los cambios fisiológicos relacionados con la edad, las enfermedades concomitantes y las interacciones farmacológicas. Como enfermera, es esencial comprender estos cambios para garantizar unos cuidados seguros y eficaces.

Absorción de fármacos

Los cambios en el tracto gastrointestinal y en el flujo sanguíneo pueden afectar a la absorción de los medicamentos en los ancianos. Algunos medicamentos pueden absorberse más lentamente o de forma desigual, lo que puede afectar a su eficacia. Las enfermeras pueden ayudar vigilando los signos de eficacia e informando de cualquier problema al equipo médico.

Distribución de medicamentos

Los cambios en la composición corporal, como la disminución de la masa corporal magra y el aumento de la masa grasa, pueden afectar a la distribución de los medicamentos en el organismo. Esto puede dar lugar a concentraciones más elevadas de fármacos y a un mayor riesgo de efectos adversos. La enfermera puede desempeñar un papel en el control de los niveles de fármacos en la sangre y ajustar las dosis si es necesario.

Metabolismo de los fármacos

El metabolismo de los fármacos puede ralentizarse con la edad debido a cambios en la función hepática y renal. Esto puede aumentar el riesgo de acumulación de fármacos y de efectos adversos. Las enfermeras deben estar atentas para detectar cualquier signo de efectos adversos y toxicidad, e informar de estos problemas al equipo médico.

Eliminación de fármacos
Los cambios en los riñones relacionados con la edad pueden provocar una eliminación más lenta de los medicamentos del organismo. Esto puede prolongar la duración de la acción de los medicamentos y aumentar el riesgo de acumulación. Las enfermeras pueden controlar la función renal de los pacientes e informar al equipo médico de cualquier anomalía.

Tratamiento personalizado
Debido a estos cambios fisiológicos, los tratamientos farmacológicos a menudo deben personalizarse para las personas mayores. Las enfermeras desempeñan un papel crucial a la hora de proporcionar información a los médicos sobre las respuestas individuales de los pacientes a la medicación, vigilando de cerca los efectos y ayudando a ajustar los tratamientos en consecuencia.

En resumen, la alteración de la respuesta a los fármacos en los ancianos requiere una atención especial para garantizar una atención segura y eficaz. Las enfermeras tienen un papel crucial que desempeñar en la supervisión de las respuestas a los fármacos, señalando posibles problemas y colaborando estrechamente con el equipo médico para ajustar los tratamientos según las necesidades individuales de los pacientes.

- **Estrategias de gestión de la medicación para pacientes de edad avanzada**

El manejo de los medicamentos en los pacientes ancianos es complejo debido a la polifarmacia, las alteraciones en la respuesta a los fármacos y los riesgos asociados. Como enfermera, usted desempeña un papel clave a la hora de promover la adherencia al tratamiento, prevenir las interacciones farmacológicas y proporcionar unos cuidados seguros y eficaces.

Revisiones periódicas de la medicación

Las revisiones periódicas de la medicación son esenciales para evaluar la idoneidad de cada fármaco y minimizar la polifarmacia. En colaboración con el equipo médico, la enfermera puede reevaluar periódicamente los fármacos prescritos, ajustar las dosis si es necesario e identificar los medicamentos potencialmente inadecuados.

Educación de pacientes y cuidadores

Educar a los pacientes y a sus cuidadores es crucial para garantizar que los medicamentos se administran adecuadamente. Las enfermeras pueden proporcionar información sobre cada medicamento, su dosificación, los posibles efectos secundarios y qué hacer si surgen problemas. Esta educación favorece el cumplimiento del tratamiento y la detección precoz de los efectos adversos.

Gestión de la adherencia al tratamiento

La adherencia al tratamiento puede ser un reto para los pacientes ancianos debido a la complejidad de los regímenes de dosificación y a los posibles efectos adversos. La enfermera puede ayudar proporcionando consejos prácticos para tomar la medicación, utilizando pastilleros organizativos y supervisando la adherencia para detectar problemas y ofrecer soluciones.

Coordinación asistencial y comunicación

La coordinación de los cuidados entre los distintos profesionales sanitarios es esencial para evitar las interacciones entre fármacos y garantizar el uso seguro de los medicamentos. Las enfermeras desempeñan un papel fundamental a la hora de facilitar la comunicación entre médicos, farmacéuticos y otros miembros del equipo asistencial para garantizar una gestión integrada.

Planificación de la medicación

Una planificación cuidadosa de la medicación puede ayudar a minimizar los riesgos asociados a la polifarmacia.

Las enfermeras pueden colaborar con el equipo médico para elaborar planes de medicación claros, organizar la forma de tomar los medicamentos y ajustar los horarios para evitar posibles interacciones.

En resumen, las estrategias de gestión de la medicación para los pacientes mayores son esenciales para garantizar una atención segura y eficaz. Las enfermeras tienen un papel crucial que desempeñar en la revisión de la medicación, la educación de los pacientes, el fomento de la adherencia, la coordinación de los cuidados y la planificación de la medicación para optimizar los resultados sanitarios de los pacientes mayores.

Capítulo 3

Evaluación global de la persona mayor

Evaluar la independencia y la movilidad

- **Evaluación de las actividades de la vida diaria (AVD) y de las actividades instrumentales de la vida diaria (AIVD)**

La evaluación de las actividades de la vida diaria (AVD) y las actividades instrumentales de la vida diaria (AIVD) es un componente esencial de la atención geriátrica. Ayuda a determinar el grado de independencia y funcionamiento de las personas mayores y orienta la planificación de las intervenciones adecuadas de atención y apoyo.

Actividades de la vida diaria (AVD)
Las AVD son las tareas esenciales necesarias para la independencia básica y el bienestar diario de una persona. Incluyen actividades como alimentarse, vestirse, bañarse, ir al baño y desplazarse. Evaluar las AVD ayuda a las enfermeras a identificar las necesidades de apoyo y a desarrollar planes de cuidados adecuados para apoyar a las personas mayores en estas áreas.

Actividades instrumentales de la vida diaria (AIVD)
Las AIVD son actividades más complejas necesarias para vivir de forma independiente en la sociedad. Incluyen tareas como la gestión de las finanzas, la preparación de las comidas, la compra, el uso del transporte público, la administración de la medicación y el uso de la tecnología. Evaluar las AIVD permite a las enfermeras comprender la necesidad de apoyo adicional y adaptar las intervenciones en consecuencia.

Herramientas de evaluación
Para evaluar las AVD y las AIVD, las enfermeras suelen utilizar herramientas estandarizadas y cuestionarios de evaluación. Estas herramientas ayudan a cuantificar los niveles de funcionamiento y a detectar déficits o necesidades específicas. También facilitan la

comunicación entre los miembros del equipo de cuidados y permiten un seguimiento objetivo de los cambios en la autonomía a lo largo del tiempo.

Importancia para la planificación de los cuidados

La evaluación de las AVD y las AIVD proporciona información crucial para la planificación individualizada de los cuidados. Basándose en los resultados, las enfermeras pueden recomendar intervenciones como ayudas para la movilidad, asistencia domiciliaria, programas de rehabilitación o ajustes en la gestión de la medicación. Esto garantiza que los cuidados se ajusten a las necesidades específicas de cada paciente.

Seguimiento y adaptación de los cuidados

La evaluación de las AVD y las AIVD no es un paso único, sino un proceso continuo. Las enfermeras reevalúan periódicamente estas actividades para controlar los cambios en la independencia de los pacientes y adaptar las intervenciones en consecuencia. Esto garantiza que los cuidados sigan siendo pertinentes y eficaces a medida que cambia la situación de la persona mayor.

En resumen, la evaluación de las actividades de la vida diaria (AVD) y de las actividades instrumentales de la vida diaria (AIVD) es una etapa crucial en el cuidado de los ancianos. Las enfermeras utilizan herramientas de evaluación para cuantificar los niveles de funcionamiento, planificar los cuidados adecuados y asegurar un seguimiento continuo que garantice la independencia y la calidad de vida de los pacientes ancianos.

- **Medición de la movilidad funcional y prevención de caídas**

La movilidad funcional y la prevención de caídas son aspectos cruciales del cuidado de los ancianos. Como enfermera, es esencial comprender cómo medir la movilidad funcional de los pacientes y aplicar estrategias de prevención para reducir el riesgo de caídas.

Medición de la movilidad funcional
La movilidad funcional hace referencia a la capacidad de una persona para desplazarse de forma segura e independiente. Para medir la movilidad funcional, las enfermeras suelen utilizar escalas de evaluación como la Escala de movilidad de Tinetti, la Escala de Berg o la Batería breve de rendimiento físico (SPPB). Estas escalas evalúan aspectos como el equilibrio, la marcha, la fuerza muscular y la coordinación.

Evaluación del riesgo de caídas
Las caídas son frecuentes entre los ancianos y pueden provocar lesiones graves. Como enfermera, puede evaluar el riesgo de caída teniendo en cuenta factores como los antecedentes de caídas anteriores, la movilidad reducida, los problemas de visión, los problemas de equilibrio, los efectos secundarios de la medicación y el entorno de la persona.

Estrategias de prevención de caídas
La prevención de las caídas es esencial para mejorar la seguridad y la calidad de vida de las personas mayores. Las enfermeras desempeñan un papel clave en la aplicación de estrategias de prevención, incluyendo :

- **Programas de ejercicio:** recomiende ejercicios de fortalecimiento muscular, equilibrio y flexibilidad para mejorar la movilidad funcional.
- **Ayudas para la movilidad:** Evalúe y recomiende ayudas para la movilidad, como bastones, andadores o sillas de ruedas, en caso necesario.
- **Diseño del entorno:** Identificar y eliminar obstáculos en el entorno de la persona, como alfombras resbaladizas o cables eléctricos.

- **Revisión de la medicación:** Evaluar los medicamentos y sus posibles efectos secundarios sobre la movilidad, y ajustar los tratamientos si es necesario.
- **Educación y concienciación: Proporcionar** asesoramiento a los pacientes y sus familias sobre los riesgos de caída, los comportamientos seguros y qué hacer en caso de caída.

Seguimiento y reevaluación

La prevención de las caídas es un proceso continuo. Las enfermeras deben vigilar de cerca la movilidad de los pacientes, controlar cualquier caída y reevaluar periódicamente los riesgos. Este enfoque proactivo permite adaptar las estrategias de prevención a las necesidades cambiantes de los pacientes.

En resumen, medir la movilidad funcional y prevenir las caídas son elementos cruciales de la atención geriátrica. Las enfermeras utilizan escalas de valoración para medir la movilidad, evaluar el riesgo de caídas y aplicar estrategias de prevención para mejorar la seguridad y la calidad de vida de los pacientes ancianos.

- **Adaptaciones del entorno para fomentar la autonomía**

La adaptación del entorno físico es un aspecto crucial de los cuidados geriátricos, ya que puede influir enormemente en la independencia y la seguridad de las personas mayores. Como enfermera, usted desempeña un papel importante en la identificación y aplicación de adaptaciones del entorno para ayudar a los pacientes a mantener su independencia.

Evaluación medioambiental

Evaluar el entorno vital de una persona mayor implica identificar las posibles barreras a la independencia. Esto incluye buscar obstáculos físicos como alfombras resbaladizas, escaleras difíciles de subir y umbrales altos, así como aspectos organizativos como la accesibilidad de los objetos cotidianos.

Instalaciones físicas

Las adaptaciones físicas del entorno tienen como objetivo hacer que el hogar sea más seguro y fácil de usar para las personas mayores. Esto puede implicar la instalación de rampas, pasamanos y barras de sujeción en el cuarto de baño, así como la eliminación de posibles obstáculos como cables eléctricos o alfombras resbaladizas.

Iluminación adecuada

Una iluminación adecuada es esencial para prevenir las caídas y facilitar la realización de las actividades cotidianas. Las enfermeras pueden recomendar luces tenues en el dormitorio para evitar el deslumbramiento nocturno, y asegurarse de que los pasillos y las escaleras estén bien iluminados.

Organización funcional

Organizar el espacio de forma funcional puede ayudar mucho a las personas mayores a mantener su independencia. Esto puede incluir disponer los objetos cotidianos a alturas accesibles, organizar los armarios para facilitar el acceso a los artículos esenciales y crear un espacio libre de desorden para facilitar la movilidad.

Uso de la tecnología

La tecnología también puede desempeñar un papel en las adaptaciones del entorno. Las enfermeras pueden recomendar el uso de teléfonos móviles, relojes conectados o sistemas de llamada de emergencia para que las personas mayores puedan mantenerse en contacto con sus seres queridos o pedir ayuda si la necesitan.

Adaptaciones a medida
Cada anciano tiene necesidades y preferencias diferentes. Es esencial adaptar las adaptaciones del entorno a las necesidades individuales de cada paciente. La enfermera puede colaborar estrechamente con el paciente y su familia para identificar las adaptaciones específicas que mejor aumenten la independencia y la seguridad.

En resumen, las adaptaciones del entorno desempeñan un papel crucial en la promoción de la independencia y la seguridad de las personas mayores. Las enfermeras evalúan el entorno, identifican los posibles obstáculos y recomiendan adaptaciones físicas, una iluminación adecuada, una organización funcional y el uso de la tecnología para ayudar a los pacientes a mantener su independencia y su calidad de vida.

Evaluación cognitiva y psicosocial

- **Herramientas de evaluación cognitiva: Mini Examen del Estado Mental (MMSE), Evaluación Cognitiva de Montreal (MoCA)**

La evaluación cognitiva es una parte esencial del cuidado de los ancianos, sobre todo para detectar trastornos cognitivos como la demencia y el deterioro de la función cognitiva. Dos herramientas de evaluación muy utilizadas son el Mini Examen del Estado Mental (MMSE) y la Evaluación Cognitiva de Montreal (MoCA).

Mini examen del estado mental (MMSE)
El MMSE es una de las herramientas de evaluación cognitiva más utilizadas. Es una prueba compuesta por varias preguntas y tareas que evalúan diversas áreas

cognitivas como la orientación temporal y espacial, la memoria, la atención, el lenguaje y las habilidades de cálculo. Se puntúa cada pregunta y la puntuación total se utiliza para evaluar el nivel general de la función cognitiva. El MMSE puede ayudar a detectar los primeros signos de trastornos cognitivos como la enfermedad de Alzheimer.

Evaluación Cognitiva de Montreal (MoCA)
El MoCA es otra herramienta de evaluación cognitiva muy utilizada, diseñada para detectar déficits cognitivos más sutiles que el MMSE. Evalúa una gama más amplia de dominios cognitivos, como la atención, la memoria, el lenguaje, la abstracción, la planificación y las funciones ejecutivas. El MoCA puede ser más sensible para detectar el deterioro cognitivo leve y otros problemas cognitivos.

Seleccionar la herramienta adecuada
La elección entre el MMSE y el MoCA depende del contexto clínico y de las necesidades específicas del paciente. El MMSE puede ser más apropiado para evaluaciones rutinarias y de seguimiento, mientras que el MoCA puede recomendarse para evaluaciones más profundas o para la detección precoz de trastornos cognitivos. Algunos profesionales sanitarios prefieren utilizar ambas herramientas juntas para obtener una evaluación más exhaustiva.

Limitaciones y consideraciones
Es importante señalar que, aunque el MMSE y el MoCA son herramientas útiles, no proporcionan un diagnóstico definitivo de deterioro cognitivo. Pueden ser necesarias evaluaciones más profundas y pruebas especializadas para establecer un diagnóstico preciso. Además, estas herramientas pueden verse influidas por factores como el nivel educativo y la cultura, por lo que es importante tener en cuenta estas consideraciones a la hora de interpretar los resultados.

En resumen, el Mini Examen del Estado Mental (MMSE) y la Evaluación Cognitiva de Montreal (MoCA) son dos herramientas de evaluación cognitiva muy utilizadas en la atención geriátrica. Ayudan a detectar trastornos cognitivos y a evaluar la función cognitiva en los ancianos. La elección de la herramienta depende de las necesidades específicas del paciente y del contexto clínico.

- **Detección y gestión de trastornos cognitivos: demencia, trastornos cognitivos leves**

La detección precoz y el tratamiento de trastornos cognitivos como la demencia y el deterioro cognitivo leve son esenciales para mejorar la calidad de vida de las personas mayores y proporcionarles el apoyo adecuado. Como enfermera, usted desempeña un papel clave en estos ámbitos.

Detección precoz de la demencia y el deterioro cognitivo leve

La detección precoz se basa en el uso de herramientas de evaluación cognitiva como el MMSE y el MoCA, así como en la observación cuidadosa de los signos y síntomas. Entre los signos de alerta se incluyen problemas de memoria, lenguaje, planificación y toma de decisiones, así como cambios en el comportamiento y la personalidad. Las enfermeras desempeñan un papel crucial en la observación de estos signos, formulando las preguntas pertinentes a los pacientes y sus familias, y recomendando nuevas evaluaciones si es necesario.

Gestión y apoyo a pacientes con demencia

El tratamiento de los pacientes con demencia implica un enfoque multidisciplinar centrado en el paciente. Las enfermeras pueden contribuir

- **Educación:** Proporcionar información a los pacientes y a sus familias sobre la demencia, su progresión y las estrategias de afrontamiento.

- **Apoyo emocional:** Ofrecer apoyo emocional a los pacientes y sus familias ante los retos asociados a la demencia.
- **Gestión de los síntomas:** Ayudar a controlar síntomas como la agitación, la agresividad y los trastornos del sueño colaborando con el equipo asistencial.
- **Seguridad:** recomendar adaptaciones del entorno para minimizar el riesgo de caídas y accidentes.
- **Estimulación cognitiva:** Fomente las actividades estimulantes para mantener la función cognitiva en la medida de lo posible.

Gestión del deterioro cognitivo leve

El deterioro cognitivo leve es una fase intermedia entre el envejecimiento normal y la demencia. Las enfermeras desempeñan un papel en la gestión de estos trastornos colaborando con el equipo médico para :

- **Evaluar los factores de riesgo:** Identificar los factores de riesgo de progresión a demencia y recomendar intervenciones para mitigarlos.
- **Apoyo al estilo de vida:** Fomentar un estilo de vida saludable que incluya una dieta equilibrada, ejercicio físico, estimulación cognitiva y gestión del estrés.
- **Control y seguimiento:** Controlar los cambios en los síntomas y la función cognitiva y ajustar las intervenciones en consecuencia.

Apoyo a los cuidadores familiares

Las enfermeras también pueden ofrecer un valioso apoyo a los familiares cuidadores de personas con demencia o deterioro cognitivo leve. Esto puede incluir asesoramiento sobre el manejo de comportamientos desafiantes, la planificación de los cuidados, el autocuidado del cuidador y el acceso a recursos de apoyo comunitarios.

En resumen, la detección precoz y la gestión de trastornos cognitivos como la demencia y el deterioro cognitivo leve son cruciales en la atención geriátrica. Las enfermeras desempeñan un papel clave en la identificación de los primeros signos, la prestación de apoyo a los pacientes y sus familias, el control de los síntomas y la colaboración con el equipo asistencial para mejorar la calidad de vida y el bienestar.

- **Evaluación del bienestar psicosocial y la calidad de vida**

Evaluación del bienestar psicológico

Evaluar el bienestar psicológico implica valorar los aspectos emocionales y mentales de los pacientes ancianos. Esto puede incluir entrevistas para conocer sus sentimientos, preocupaciones, miedos y estados de ánimo. Pueden utilizarse escalas de valoración de la depresión, la ansiedad y el estrés para cuantificar estos aspectos y controlar los cambios a lo largo del tiempo.

Evaluación de las relaciones laborales

Las relaciones sociales desempeñan un papel crucial en el bienestar de los ancianos. Las enfermeras pueden evaluar la calidad y el alcance de las relaciones sociales de los pacientes analizando su red de apoyo, sus actividades sociales y sus sentimientos de soledad. Una buena conexión social se asocia a una mejor calidad de vida y a una mejor salud mental.

Evaluación de la calidad de vida

La evaluación de la calidad de vida pretende valorar el grado de satisfacción de una persona con diferentes aspectos de su vida. Puede incluir áreas como la salud física, las relaciones interpersonales, la autonomía, el bienestar emocional y la sensación de logro. Para cuantificar la calidad de vida pueden utilizarse cuestionarios estandarizados como el WHOQOL (Calidad de vida de la Organización Mundial de la Salud).

Identificación de las necesidades psicosociales
La evaluación del bienestar psicosocial permite a las enfermeras identificar las necesidades específicas de los pacientes en términos de apoyo emocional, recursos sociales y servicios psicológicos. Los pacientes pueden requerir intervenciones como sesiones de asesoramiento, grupos de apoyo, actividades sociales o derivaciones a profesionales de la salud mental cuando sea necesario.

Seguimiento y adaptación de las intervenciones
Evaluar el bienestar psicosocial no es un paso único, sino un proceso continuo. Los enfermeros reevalúan periódicamente los aspectos psicosociales de los pacientes para controlar los cambios y adaptar las intervenciones a las necesidades cambiantes. Esto garantiza que los pacientes reciban un apoyo continuo para mantener su bienestar.

En resumen, evaluar el bienestar psicosocial y la calidad de vida es un aspecto crucial de la atención geriátrica. Las enfermeras evalúan los aspectos emocionales, sociales y psicológicos de los pacientes, identifican las necesidades de apoyo psicosocial y adaptan las intervenciones para mejorar el bienestar y la calidad de vida de los ancianos.

Herramientas de evaluación normalizadas

- **Evaluación nutricional: minievaluación nutricional (MNA)**

Evaluar el estado nutricional de los ancianos es de gran importancia para su bienestar general y su salud. La minievaluación nutricional (MNA) es una herramienta de evaluación nutricional especialmente diseñada para identificar los riesgos de desnutrición en los ancianos.

Importancia de la evaluación nutricional

La dieta y la nutrición desempeñan un papel crucial en el mantenimiento de la salud, la energía y el bienestar de las personas mayores. Una mala nutrición puede provocar una reducción de la masa muscular, pérdida de peso, debilidad y una mayor susceptibilidad a las enfermedades. La evaluación nutricional ayuda a las enfermeras a identificar las necesidades nutricionales individuales y a recomendar intervenciones para prevenir la desnutrición.

Mini evaluación nutricional (MNA)

La minievaluación nutricional (MNA) es una herramienta de evaluación nutricional especialmente diseñada para las personas mayores. Evalúa varios aspectos del estado nutricional, como la pérdida de peso, la ingesta reducida de alimentos, la movilidad, los problemas psicológicos y los problemas de salud agudos o crónicos. La MNA permite al personal de enfermería cuantificar el riesgo de desnutrición y elaborar planes de atención nutricional adecuados.

Componentes MNA

La NAM comprende una serie de preguntas y medidas, entre las que se incluyen:

- Evaluación del peso, la altura y la circunferencia de la pantorrilla para determinar la composición corporal.
- Preguntas sobre la pérdida de peso reciente, la ingesta de alimentos, la independencia en las actividades cotidianas y los problemas de salud.
- Evaluar la movilidad y el impacto psicológico en la alimentación.
- Evaluación del índice de masa corporal (IMC) para identificar el riesgo de delgadez o sobrepeso.

Interpretación de los resultados

Basándose en las respuestas a las preguntas y en las medidas tomadas, el MNA asigna una puntuación que refleja el riesgo de desnutrición. Las enfermeras interpretan estas puntuaciones para determinar si una persona está en riesgo de malnutrición, desnutrición o si su estado nutricional es adecuado.

Planificación de las intervenciones
Una vez realizada la evaluación nutricional, las enfermeras pueden elaborar planes de cuidados individualizados. Esto puede incluir recomendaciones para una dieta equilibrada, modificaciones de la dieta, suplementos nutricionales, consejos sobre el tamaño de las raciones y la ingesta de líquidos, así como estrategias para superar problemas dietéticos específicos.

Seguimiento y reevaluación
La evaluación nutricional no es un paso único, sino un proceso continuo. Las enfermeras reevalúan periódicamente el estado nutricional de los pacientes para controlar los cambios y adaptar las intervenciones a las necesidades cambiantes. Esto garantiza que los pacientes reciban un apoyo continuo para mantener su salud nutricional y su bienestar.

En pocas palabras, la minievaluación nutricional (MNA) es una herramienta de evaluación nutricional especialmente diseñada para las personas mayores. Los enfermeros utilizan la MNA para evaluar el estado nutricional, identificar los riesgos de malnutrición y desarrollar planes de atención nutricional adecuados para mejorar la salud y el bienestar de las personas mayores.

- **Evaluación de la depresión y la ansiedad: Escala de depresión geriátrica (GDS), Inventario de ansiedad geriátrica (GAI)**
La evaluación de la depresión y la ansiedad es crucial en la atención geriátrica, ya que estos trastornos pueden ser comunes en las personas mayores y pueden tener un impacto significativo en su bienestar general. Las escalas

58

de valoración diseñadas específicamente para las personas mayores, como la Escala de Depresión Geriátrica (GDS) y el Inventario de Ansiedad Geriátrica (GAI), se utilizan ampliamente para identificar los síntomas de depresión y ansiedad en esta población.

Escala de depresión geriátrica (GDS)
La Escala de Depresión Geriátrica (EDG) es una herramienta de evaluación utilizada habitualmente para detectar síntomas de depresión en personas mayores. Consta de una serie de preguntas que abordan diversos aspectos del estado de ánimo, la energía, el interés por las actividades y el bienestar emocional. Las respuestas a las preguntas se puntúan y la puntuación total se utiliza para evaluar la presencia y gravedad de los síntomas depresivos.

Inventario de ansiedad geriátrica (GAI)
El Inventario de Ansiedad Geriátrica (GAI) está diseñado específicamente para evaluar los síntomas de ansiedad en las personas mayores. Consta de una lista de preguntas centradas en diferentes aspectos de la ansiedad, como la preocupación excesiva, los síntomas físicos de la ansiedad y el impacto en el funcionamiento diario. Las respuestas a las preguntas se puntúan y la puntuación total se utiliza para evaluar la presencia y gravedad de los síntomas de ansiedad.

Importancia de evaluar la depresión y la ansiedad
La depresión y la ansiedad pueden estar infradiagnosticadas en las personas mayores por su tendencia a atribuir los síntomas a aspectos del envejecimiento. Sin embargo, estos trastornos tienen un impacto significativo en la calidad de vida, la salud física y el bienestar emocional de las personas mayores. Evaluar la depresión y la ansiedad ayuda a identificar los síntomas, proporcionar el apoyo adecuado y recomendar intervenciones para mejorar la salud mental.

Utilización de escaleras en la práctica

Las enfermeras pueden utilizar la GDS y la GAI como herramientas de evaluación durante las consultas y las visitas de seguimiento. Estas escalas proporcionan indicaciones importantes sobre la presencia de síntomas de depresión y ansiedad. Los resultados de las evaluaciones pueden utilizarse para orientar las intervenciones, como la derivación a un profesional de la salud mental, la prestación de apoyo emocional y la recomendación de intervenciones terapéuticas.

Limitaciones y consideraciones

Es importante tener en cuenta que los resultados de las escalas son sólo una parte de la evaluación global de la salud mental. Los síntomas pueden variar de una persona a otra y pueden verse influidos por factores como las afecciones médicas subyacentes y el contexto social. Las escalas deben utilizarse junto con otra información clínica para obtener una imagen completa de la salud mental de una persona.

En resumen, la evaluación de la depresión y la ansiedad en las personas mayores es crucial para proporcionar un apoyo adecuado a su bienestar emocional. Las escalas diseñadas específicamente para las personas mayores, como la Escala de Depresión Geriátrica (GDS) y el Inventario de Ansiedad Geriátrica (GAI), son herramientas importantes para identificar los síntomas de la depresión y la ansiedad, orientar las intervenciones y mejorar la calidad de vida de las personas mayores.

Capítulo 4

Planificación
y
gestión
de los cuidados
en geriatría

Elaborar planes de cuidados individualizados

• **Recoger y utilizar los datos de la evaluación para la planificación de los cuidados**

La recopilación y el uso eficaces de los datos de las evaluaciones son elementos esenciales en la planificación de los cuidados geriátricos. Los datos recogidos en las evaluaciones médicas, psicosociales y funcionales proporcionan una valiosa información para elaborar planes de cuidados individualizados y adaptados a las necesidades específicas de las personas mayores.

Recogida exhaustiva de datos

El primer paso en la planificación de los cuidados es recopilar datos completos y relevantes de la persona mayor, su familia, los profesionales sanitarios y otros miembros del equipo asistencial. Las enfermeras utilizan herramientas de evaluación, cuestionarios y entrevistas para obtener información sobre la salud física, la función cognitiva, las necesidades psicosociales, los hábitos alimentarios, la medicación y otros factores.

Evaluación interdisciplinar

La recopilación de datos suele implicar un enfoque interdisciplinar, en el que distintos profesionales sanitarios contribuyen a la evaluación general del paciente. Médicos, psicólogos, trabajadores sociales y otros especialistas pueden aportar información específica que enriquezca la comprensión del paciente y permita elaborar planes de atención más holísticos.

Análisis y síntesis de datos

Una vez recopilados los datos, las enfermeras analizan y sintetizan la información para comprender el estado de salud general del paciente. Identifican las necesidades prioritarias, los problemas de salud, los déficits funcionales, los riesgos y los objetivos del paciente y su familia.

Elaborar planes de cuidados individualizados

Se elaboran planes de cuidados individualizados teniendo en cuenta los datos de la evaluación y en colaboración con el paciente y su familia. Los enfermeros establecen objetivos específicos, definen las intervenciones adecuadas y fijan plazos para su aplicación.

Seguimiento y reevaluación

Los planes de cuidados no son estáticos, sino documentos vivos. Las enfermeras supervisan constantemente la evolución del paciente, reevaluando periódicamente los datos de la evaluación y ajustando los planes de cuidados en función de los cambios en el estado de salud, las necesidades y las preferencias del paciente.

Comunicación con el equipo asistencial

Recopilar y utilizar los datos de la evaluación implica una comunicación constante y eficaz con los miembros del equipo asistencial. La información recopilada ayuda a mantener una comprensión compartida de la situación del paciente y a coordinar los esfuerzos del equipo para proporcionar una atención integral y coherente.

En resumen, la recopilación y el uso juiciosos de los datos de evaluación son esenciales para la planificación de los cuidados en geriatría. Los enfermeros utilizan la información recopilada para elaborar planes de cuidados individualizados y adaptados a las necesidades de los pacientes ancianos. La supervisión, la comunicación interdisciplinar y el ajuste periódico de los planes de cuidados garantizan una atención personalizada y de alta calidad para los ancianos.

- **Objetivos asistenciales específicos para la población anciana**

La planificación de los cuidados geriátricos requiere unos objetivos específicos que respondan a las necesidades y retos únicos de la población anciana. Estos objetivos pretenden mejorar la calidad de vida, mantener la independencia, prevenir las complicaciones relacionadas con la edad y promover el bienestar general de los pacientes ancianos.

Mantener la independencia

Uno de los objetivos clave de la atención geriátrica es mantener la independencia de los pacientes ancianos el mayor tiempo posible. Esto puede incluir intervenciones para preservar la movilidad, la capacidad de realizar las actividades de la vida diaria (AVD y AIVD) y la independencia general. Los planes de cuidados pueden incluir ejercicios físicos, adaptaciones del entorno y estrategias para fomentar la independencia.

Prevenir las caídas

Las caídas son frecuentes entre las personas mayores y pueden tener graves consecuencias. Los objetivos de la prevención de caídas incluyen la evaluación del riesgo de caídas, la aplicación de medidas de seguridad en el hogar, la prescripción de ejercicios de fortalecimiento y equilibrio, y la educación de los pacientes y sus familias sobre las precauciones que deben tomarse.

Gestión de enfermedades crónicas

Muchas personas mayores padecen enfermedades crónicas como diabetes, hipertensión y artritis. Los objetivos de los cuidados son optimizar la gestión de estas afecciones para minimizar los síntomas, prevenir complicaciones y mejorar la calidad de vida. Esto puede implicar dietas específicas, medicación, ejercicio y un seguimiento médico regular.

Gestión de la medicación

La polifarmacia y el deterioro de la respuesta a los fármacos son preocupaciones importantes en los ancianos. Los objetivos de la gestión de la medicación incluyen la racionalización de los tratamientos, el control de las interacciones farmacológicas, la reducción de la medicación innecesaria y el fomento del cumplimiento del tratamiento.

Mejorar la salud mental y emocional

La salud mental y emocional es tan importante como la salud física. Los objetivos de los cuidados incluyen la detección precoz y la gestión de los síntomas de depresión, ansiedad y otros problemas de salud mental. Las intervenciones pueden incluir terapia, apoyo emocional, estimulación cognitiva y participación en actividades sociales.

Promover una dieta equilibrada

La nutrición desempeña un papel crucial en la salud de las personas mayores. Entre los objetivos de los cuidados se incluye la promoción de una dieta equilibrada que satisfaga las necesidades nutricionales específicas de esta población. Esto puede implicar la evaluación del estado nutricional, la recomendación de una dieta adecuada y el seguimiento de la ingesta alimentaria.

Mejorar la calidad de vida

Mejorar la calidad de vida es un objetivo global de la atención geriátrica. Abarca aspectos físicos, emocionales, sociales y espirituales. Los planes de cuidados pretenden identificar las fuentes de satisfacción y felicidad de cada paciente, fomentar las actividades que le gustan y crear un entorno de apoyo que promueva su bienestar general.

En resumen, los objetivos asistenciales específicos para la población anciana pretenden mantener la autonomía, prevenir las complicaciones, gestionar las enfermedades crónicas, mejorar la salud mental y emocional, promover una dieta equilibrada y mejorar la calidad de vida. Estos objetivos se desarrollan en colaboración con los pacientes y sus familias para proporcionar una atención personalizada adaptada a las necesidades únicas de las personas mayores.

- **Enfoques centrados en el paciente y la familia**

Los enfoques centrados en el paciente y la familia son esenciales en la atención geriátrica, ya que reconocen la importancia de tener en cuenta las necesidades, preferencias y valores de los pacientes ancianos y sus familias. Estos enfoques pretenden crear una asociación asistencial que respete la dignidad, la autonomía y la participación activa de los pacientes y sus familias en la toma de decisiones sobre su salud y bienestar.

Asociación de cuidados

Los enfoques centrados en el paciente y la familia establecen una colaboración asistencial entre los profesionales sanitarios, los pacientes y sus familias. Esta colaboración fomenta la comunicación abierta, la escucha atenta y la consideración de las perspectivas de todos. Los pacientes y sus familias son reconocidos como miembros activos del equipo asistencial y participan en la planificación y la toma de decisiones sobre su tratamiento y cuidados.

Respeto de las preferencias y los valores

Los pacientes ancianos tienen preferencias, valores y objetivos únicos que deben tenerse en cuenta a la hora de planificar los cuidados. Los enfoques centrados en el paciente y la familia animan a los profesionales sanitarios a debatir las opciones de tratamiento, las opciones asistenciales y las implicaciones de las decisiones con los pacientes y sus familias. Esto permite personalizar los cuidados según los deseos y valores de cada individuo.

Comunicación empática

La comunicación empática es el núcleo de los enfoques centrados en el paciente y su familia. Las enfermeras escuchan activamente las preocupaciones y necesidades de los pacientes y sus familias, y expresan empatía y respeto en sus interacciones. La comunicación abierta y honesta ayuda a generar confianza y a fortalecer la relación asistencial.

Tener en cuenta el entorno social y familiar

Los enfoques centrados en el paciente y la familia reconocen la influencia del entorno social y familiar en la salud y el bienestar de las personas mayores. Las enfermeras tienen en cuenta los sistemas de apoyo, los recursos familiares y los factores culturales a la hora de planificar los cuidados. Trabajan con las familias para crear un entorno de apoyo que fomente la salud y el bienestar.

Educación y autonomía

Educar a los pacientes y a sus familias es un componente clave de los enfoques centrados en el paciente y la familia. Las enfermeras proporcionan información comprensible y adecuada, ayudando a los pacientes y a sus familias a tomar decisiones informadas sobre su salud. Se fomenta la autonomía permitiendo a los pacientes participar activamente en la gestión de su propia salud.

Continuidad de la atención y seguimiento

Los enfoques centrados en el paciente y la familia reconocen la importancia de la continuidad de los cuidados y del seguimiento a largo plazo. Las enfermeras trabajan con los pacientes y sus familias para desarrollar planes de cuidados que integren la gestión a largo plazo de las condiciones de salud, la prevención de complicaciones y el seguimiento regular.

En resumen, los enfoques centrados en el paciente y la familia reconocen la importancia de crear asociaciones asistenciales respetuosas, personalizadas y colaborativas con los pacientes mayores y sus familias. Estos enfoques fomentan la comunicación abierta, teniendo en cuenta las preferencias y los valores, y pretenden mejorar la calidad de vida y el bienestar general de las personas mayores.

Coordinación multidisciplinar en atención geriátrica

- **Colaboración entre distintos profesionales sanitarios**

La colaboración interdisciplinar es un pilar esencial de una atención geriátrica integral y de alta calidad. Debido a la complejidad de las necesidades de la población anciana, es crucial que los distintos profesionales sanitarios colaboren estrechamente para proporcionar una atención holística y coordinada.

Funciones complementarias
Cada profesional sanitario aporta una experiencia única al cuidado de los ancianos. Médicos, enfermeras, trabajadores sociales, fisioterapeutas y terapeutas ocupacionales, farmacéuticos y otros especialistas tienen funciones complementarias que se integran para proporcionar una atención integral. Por ejemplo, los médicos diagnostican y recetan, las enfermeras proporcionan cuidados directos, los terapeutas ayudan en la rehabilitación y los farmacéuticos gestionan los medicamentos.

Toma de decisiones en colaboración
La toma de decisiones en colaboración implica que diferentes profesionales sanitarios trabajen juntos para desarrollar planes de cuidados individualizados. Cada profesional aporta su experiencia para debatir las opciones de tratamiento, las intervenciones y los objetivos de los

cuidados. Los pacientes y sus familias también están incluidos en este proceso, lo que garantiza que las decisiones se ajustan a las preferencias y valores del paciente.

Comunicación interdisciplinar
La comunicación eficaz es la clave de la colaboración entre los distintos profesionales sanitarios. Las enfermeras suelen desempeñar un papel central en la coordinación del equipo asistencial, compartiendo información relevante entre los miembros del equipo. Las reuniones interdisciplinares, los historiales médicos electrónicos y las conversaciones periódicas son formas importantes de mantener una comunicación fluida.

Planes de atención integrados
La colaboración interdisciplinar conduce al desarrollo de planes de atención integrados que tienen en cuenta todas las necesidades del paciente. Estos planes están diseñados para ser coherentes y coordinados, con el fin de minimizar las redundancias y los posibles errores. Cada profesional sanitario comprende su contribución específica al plan global y comparte la responsabilidad de su aplicación.

Continuidad de los cuidados
La colaboración interdisciplinar favorece la continuidad de los cuidados cuando los pacientes pasan de una institución a otra o de un profesional sanitario a otro. La información clave se comparte entre los miembros del equipo, lo que permite realizar un seguimiento regular, ajustar los planes de atención para satisfacer las necesidades cambiantes y prevenir complicaciones.

Beneficios para los pacientes
La colaboración entre distintos profesionales sanitarios beneficia directamente a los pacientes al proporcionarles una atención integral, personalizada y de alta calidad. Los

pacientes se benefician de la sinergia de las habilidades y conocimientos de cada profesional, lo que contribuye a mejorar los resultados de su salud, su satisfacción y su calidad de vida.

En resumen, la colaboración entre distintos profesionales sanitarios es esencial para proporcionar una atención geriátrica integral y coordinada. Este enfoque interdisciplinar garantiza que los pacientes ancianos reciban una atención holística que satisfaga sus complejas necesidades, al incluir la experiencia de médicos, enfermeras, terapeutas y otros profesionales sanitarios en una asociación asistencial.

- **El papel de la enfermera en la coordinación de los cuidados**

En la atención geriátrica, las enfermeras desempeñan un papel crucial en la coordinación de los cuidados interdisciplinarios. Como miembros centrales del equipo asistencial, las enfermeras son responsables de garantizar que la atención prestada a los pacientes ancianos esté bien coordinada y sea coherente y personalizada.

Enlace entre los miembros del equipo asistencial
Las enfermeras actúan como puntos de contacto esenciales entre los distintos profesionales sanitarios implicados en los cuidados de un paciente. Facilitan la comunicación entre médicos, terapeutas, trabajadores sociales, farmacéuticos y otros miembros del equipo. Esta comunicación fluida garantiza que se comparta toda la información relevante y que las decisiones sobre el tratamiento se tomen con conocimiento de causa.

Evaluación continua de las necesidades del paciente
Las enfermeras están en estrecho contacto con los pacientes durante toda su estancia o cuidados. Evalúan constantemente las necesidades físicas, emocionales y

sociales de los pacientes, identificando los cambios en su estado de salud y sus preferencias. Esta información se comparte con el equipo asistencial para adaptar los planes de tratamiento en consecuencia.

Planificación y coordinación de los cuidados

Las enfermeras trabajan con los miembros del equipo asistencial para desarrollar planes de cuidados integrados. Se aseguran de que cada profesional sanitario comprenda su papel específico en el plan general y de que las intervenciones estén en consonancia con los objetivos asistenciales del paciente. Las enfermeras se aseguran de que las intervenciones estén organizadas cronológicamente y en consonancia con las prioridades del paciente.

Educación del paciente y la familia

Una parte esencial de la coordinación de los cuidados es educar a los pacientes y a sus familias sobre los aspectos clave de la enfermedad, el tratamiento y la gestión. Las enfermeras proporcionan información comprensible sobre medicamentos, procedimientos, precauciones y recomendaciones de seguimiento. Esta educación refuerza la autonomía de los pacientes y su capacidad para participar activamente en sus propios cuidados.

Seguimiento y evaluación continuos

Las enfermeras controlan constantemente la evolución del paciente, evalúan la eficacia de las intervenciones e informan al equipo asistencial de cualquier complicación o cambio significativo. Este seguimiento continuo permite realizar ajustes rápidos en los planes de cuidados y evita retrasos en la toma de decisiones médicas.

Defensa del paciente

Como miembros del equipo asistencial, las enfermeras defienden las necesidades y los intereses de los pacientes. Se aseguran de que se respeten las preferencias del paciente y de que las decisiones sobre el tratamiento se tomen teniendo en cuenta sus valores y deseos.

En resumen, las enfermeras desempeñan un papel central en la coordinación de los cuidados interdisciplinarios para los pacientes ancianos. Actúan como enlaces esenciales entre los miembros del equipo asistencial, evaluando las necesidades de los pacientes, planificando y coordinando los cuidados, educando a los pacientes y a sus familias, supervisando los progresos y abogando en nombre de los pacientes para garantizar unos cuidados integrales y de alta calidad.

• **Reuniones sobre casos y debates interdisciplinarios**
Las reuniones de casos y los debates interdisciplinarios son elementos clave de la colaboración entre los distintos profesionales sanitarios en el contexto de la atención geriátrica. Estas reuniones fomentan la comunicación, la toma de decisiones compartida y la atención coordinada a los pacientes ancianos.

Objetivos de las reuniones sobre casos
Las reuniones de caso son foros en los que los miembros del equipo asistencial se reúnen para hablar de pacientes individuales. Los principales objetivos de estas reuniones son revisar la información médica y social, intercambiar ideas sobre los planes de tratamiento, resolver problemas complejos y tomar decisiones conjuntas para optimizar la atención.

Implicación de diversos profesionales sanitarios
Las reuniones sobre casos reúnen a diversos profesionales sanitarios, como médicos, enfermeras, terapeutas, trabajadores sociales, farmacéuticos y otros expertos. Cada profesional aporta una perspectiva única basada en

su área de especialización, lo que contribuye a una toma de decisiones más informada y completa.

Revisión de los planes de atención
En las reuniones sobre el caso, se revisan y evalúan los planes de cuidados existentes a la luz de los progresos y la evolución recientes del paciente. Los miembros del equipo asistencial discuten la eficacia de las intervenciones, los ajustes necesarios y la necesidad de modificaciones en función de los cambios en el estado del paciente.

Identificar las necesidades insatisfechas
Las reuniones de caso también ayudan a identificar las necesidades no cubiertas o las áreas que requieren una atención especial. Por ejemplo, si un paciente tiene problemas de movilidad, el equipo asistencial puede discutir la necesidad de una consulta de fisioterapia para mejorar la función física.

Toma de decisiones compartida
Los debates interdisciplinarios promueven la toma de decisiones compartida, en la que los miembros del equipo asistencial colaboran para definir las mejores opciones de tratamiento en función del estado, las preferencias y los valores del paciente. Este enfoque garantiza que las decisiones estén bien informadas y se ajusten a las necesidades del paciente.

Planificación de las transiciones asistenciales
Las reuniones de caso son también una oportunidad para planificar las transiciones de cuidados, como los traslados entre centros sanitarios o los cambios de nivel asistencial. El equipo asistencial coordina los detalles logísticos y la información médica necesaria para garantizar una transición fluida y segura.

<u>Promover la comunicación</u>
Además de la planificación de los cuidados, las reuniones de casos fomentan la comunicación interdisciplinar y refuerzan el entendimiento mutuo entre los profesionales sanitarios. Esto contribuye a crear un equipo asistencial cohesionado y a una gestión más eficaz de los pacientes ancianos.

En resumen, las reuniones de casos y los debates interdisciplinarios son medios esenciales para coordinar la atención geriátrica. Reúnen a distintos profesionales sanitarios para hablar de los pacientes, revisar los planes de cuidados, tomar decisiones conjuntas y planificar las transiciones de cuidados. Estas discusiones refuerzan la colaboración interdisciplinar, mejorando así la calidad de la atención a los pacientes ancianos.

Gestión de urgencias y cuidados paliativos

- **Gestión de caídas, lesiones y complicaciones agudas**

La gestión de las caídas, las lesiones y las complicaciones agudas es una parte importante de los cuidados geriátricos. Debido a la mayor fragilidad de los ancianos, es esencial que las enfermeras estén capacitadas para evaluar, prevenir y gestionar estas situaciones críticas.

<u>Evaluación del riesgo de caídas</u>
Las enfermeras están formadas para evaluar el riesgo de caídas en los pacientes ancianos. Identifican factores de riesgo como debilidad muscular, pérdida de equilibrio, problemas de visión y medicación potencialmente problemática. Esta evaluación permite poner en marcha medidas preventivas para reducir el riesgo de caídas.

Acción preventiva

Las enfermeras aplican intervenciones preventivas para minimizar el riesgo de caídas. Esto puede incluir la prescripción de ejercicios de fortalecimiento muscular, la modificación del entorno para reducir los obstáculos, el suministro de ayudas para la movilidad y la educación de los pacientes y sus familias sobre las medidas que deben tomar para evitar las caídas.

Gestión de lesiones y complicaciones

En caso de caída o lesión, las enfermeras están formadas para proporcionar cuidados inmediatos. Evalúan la gravedad de las lesiones, prestan los primeros auxilios adecuados y coordinan las intervenciones médicas necesarias. En caso de complicaciones agudas relacionadas con afecciones médicas preexistentes, las enfermeras están equipadas para reconocer los signos y síntomas y actuar en consecuencia.

Seguimiento continuo

Tras los cuidados iniciales, las enfermeras vigilan constantemente a los pacientes para detectar cualquier cambio en su estado de salud. Vigilan los signos de complicaciones, se aseguran de que las heridas cicatrizan correctamente y ajustan las intervenciones en función de la evolución del paciente.

Colaboración interdisciplinar

La gestión de las caídas, las lesiones y las complicaciones agudas requiere a menudo una estrecha colaboración con otros profesionales sanitarios. Las enfermeras trabajan en colaboración con médicos, terapeutas y otros miembros del equipo asistencial para garantizar una atención integral y coordinada.

Educación del paciente y la familia

La prevención de las caídas y el tratamiento de las lesiones agudas suelen implicar la educación de los pacientes y sus familias. Las enfermeras proporcionan información sobre medidas preventivas, signos de lesión, primeros auxilios y los pasos a seguir en caso de problema. Esta educación aumenta la seguridad y la autonomía del paciente.

En resumen, la gestión de las caídas, las lesiones y las complicaciones agudas es un aspecto crucial de los cuidados geriátricos. Las enfermeras evalúan el riesgo de caídas, aplican intervenciones preventivas, gestionan las lesiones y las complicaciones, colaboran con otros profesionales sanitarios y proporcionan una educación esencial para garantizar la seguridad y el bienestar de los pacientes ancianos.

- **Comunicación sensible en caso de diagnóstico grave**

Comunicar diagnósticos graves a pacientes ancianos es un reto delicado que requiere un enfoque empático, sensible y centrado en el paciente. Las enfermeras desempeñan un papel crucial a la hora de proporcionar información esencial al tiempo que ofrecen apoyo emocional y respetan la dignidad del paciente.

Preparar la comunicación

Antes de comunicar un diagnóstico grave, las enfermeras se preparan reuniendo toda la información necesaria sobre el diagnóstico, el tratamiento y las opciones disponibles. Se anticipan a las posibles preguntas que el paciente o la familia puedan hacer y se preparan para dar respuestas precisas.

Elección del entorno

La comunicación de un diagnóstico grave debe tener lugar en un entorno tranquilo y privado, donde el paciente y su familia se sientan cómodos haciendo preguntas y expresando sus emociones. Las enfermeras eligen cuidadosamente el momento y el lugar de la conversación, minimizando las interrupciones y garantizando la confidencialidad.

Empatía y respeto
Las enfermeras abordan la comunicación con empatía y respeto por las emociones del paciente y su familia. Adoptan un enfoque suave y compasivo para transmitir la información al tiempo que reconocen la vulnerabilidad emocional del paciente ante un diagnóstico grave.

Uso de un lenguaje claro y comprensible
Los términos médicos complejos pueden confundir a los pacientes ancianos. Las enfermeras utilizan un lenguaje sencillo, claro y comprensible para explicar el diagnóstico, las implicaciones y las opciones de tratamiento. Evitan la jerga médica y comprueban regularmente la comprensión del paciente.

Fomentar la participación activa
Las enfermeras animan al paciente a participar activamente en la conversación haciendo preguntas y expresando sus preocupaciones. Crean un espacio en el que el paciente se siente cómodo compartiendo sus sentimientos, preocupaciones y preferencias sobre los cuidados.

Ofrecer apoyo emocional
Los diagnósticos graves pueden desencadenar una serie de emociones en los pacientes ancianos, como el miedo, la ansiedad y la tristeza. Las enfermeras ofrecen apoyo emocional escuchando atentamente, validando las emociones del paciente y proporcionando información tranquilizadora. También derivan a los pacientes a recursos de apoyo psicológico si es necesario.

Respetar la elección del paciente
Las enfermeras respetan las elecciones y decisiones de los pacientes respecto a su tratamiento y cuidados.

Proporcionan información objetiva para ayudar a los pacientes a tomar decisiones informadas al tiempo que respetan sus preferencias y valores personales.

En resumen, la comunicación sensible en caso de diagnóstico grave es una habilidad crucial para las enfermeras. Se preparan cuidadosamente, eligen un entorno adecuado, se comunican con empatía y respeto, utilizan un lenguaje claro, fomentan la participación activa del paciente, le ofrecen apoyo emocional y respetan sus decisiones. Este enfoque garantiza que los pacientes ancianos reciban la información que necesitan al tiempo que se sienten apoyados y comprendidos.

- **Cuidados paliativos y apoyo al final de la vida**

Los cuidados paliativos y los cuidados al final de la vida son aspectos esenciales de la atención geriátrica, destinados a ofrecer confort, dignidad y apoyo a los pacientes ancianos con enfermedades avanzadas y terminales. Las enfermeras desempeñan un papel central en la prestación de estos cuidados, que honran la vida y satisfacen las necesidades físicas, emocionales y espirituales de los pacientes al final de la vida.

Enfoque integral de los cuidados paliativos
Las enfermeras adoptan un enfoque holístico de los cuidados paliativos, reconociendo que los pacientes al final de la vida tienen necesidades complejas y variadas. Abordan la gestión del dolor, los síntomas, la angustia emocional y las preocupaciones espirituales para mejorar la calidad de vida del paciente.

Alivio del dolor y los síntomas
Aliviar el dolor y otros síntomas molestos es una prioridad en los cuidados paliativos. Las enfermeras colaboran con los médicos en la administración de fármacos y

tratamientos para aliviar el dolor, la disnea, las náuseas y otros síntomas que puedan afectar al confort del paciente.

Apoyo emocional y psicológico
Los pacientes al final de la vida se enfrentan a menudo a retos emocionales como el miedo, la ansiedad, la tristeza y la pérdida de control. Las enfermeras proporcionan apoyo emocional escuchando las preocupaciones de los pacientes, validando sus sentimientos y proporcionándoles un espacio para que expresen sus emociones.

Comunicación y planificación de cuidados avanzados
Las enfermeras facilitan la comunicación entre los pacientes, sus familias y el equipo asistencial sobre las preferencias de tratamiento y los objetivos al final de la vida. Apoyan la planificación de cuidados avanzados, ayudando a los pacientes a tomar decisiones informadas sobre las opciones de tratamiento y las voluntades anticipadas.

Comodidad física y un entorno adecuado
Las enfermeras garantizan la comodidad física del paciente ajustando la posición de la cama, proporcionándole almohadas y asegurándose de que se satisfacen sus necesidades de confort, como la limpieza y la higiene. Crean un entorno tranquilizador controlando la luz, el ruido y la temperatura para promover el bienestar del paciente.

Apoyo espiritual y cultural
Las enfermeras respetan las creencias espirituales y culturales de los pacientes proporcionándoles el apoyo adecuado. Ofrecen recursos espirituales, si es necesario, y facilitan la presencia de un asesor espiritual o religioso para satisfacer las necesidades espirituales del paciente.

Apoyo a la familia
Los cuidados al final de la vida también incluyen el apoyo a la familia del paciente. Las enfermeras proporcionan

información sobre los cuidados paliativos, las etapas del proceso del final de la vida y los recursos disponibles. Se aseguran de que la familia se sienta apoyada e informada durante este difícil periodo.

En resumen, las enfermeras desempeñan un papel esencial en la prestación de cuidados paliativos y apoyo al final de la vida de los pacientes ancianos. Atienden las necesidades físicas, emocionales, espirituales y culturales del paciente, alivian el dolor y los síntomas, apoyan la comunicación y la planificación de cuidados avanzados, crean un entorno cómodo y proporcionan un valioso apoyo a la familia. Estos cuidados ofrecen un apoyo compasivo y holístico durante este delicado periodo de la vida.

Capítulo 5

Atención preventiva y promoción de la salud

Prevención de caídas y lesiones

• **Evaluar el riesgo de caídas en los ancianos**
Evaluar el riesgo de caídas entre los ancianos es un paso crucial para prevenir las caídas y las lesiones asociadas. Las enfermeras desempeñan un papel esencial en esta evaluación al identificar los factores de riesgo específicos y aplicar las medidas preventivas adecuadas.

Identificar los factores de riesgo
Las enfermeras comienzan con una evaluación exhaustiva de los factores de riesgo que aumentan la probabilidad de caídas. Estos factores pueden incluir debilidad muscular, pérdida de equilibrio, problemas de visión, medicación que pueda causar mareos, problemas de la marcha, antecedentes de caídas anteriores, cambios en el entorno y problemas de movilidad.

Evaluación de la movilidad y el equilibrio
Las enfermeras evalúan la movilidad y el equilibrio de los pacientes mediante pruebas específicas. Observan la forma en que los pacientes se ponen de pie, caminan y se desplazan, así como su capacidad para mantener el equilibrio en distintas posiciones. Esta evaluación ayuda a detectar los déficits de movilidad y equilibrio que podrían contribuir al riesgo de caídas.

Evaluación de fármacos
Algunos medicamentos, como los sedantes, los antihipertensivos y los fármacos psicotrópicos, pueden provocar efectos secundarios como mareos y disminución de la coordinación. Las enfermeras revisan la lista de medicamentos del paciente para identificar aquellos que podrían aumentar el riesgo de caídas. Se coordinan con los médicos para ajustar la medicación si es necesario.

Evaluación visual y auditiva

Los problemas de visión y audición pueden aumentar el riesgo de caídas en los ancianos. Los enfermeros hacen preguntas sobre los problemas de visión y audición y recomiendan pruebas visuales y auditivas si es necesario. La visión borrosa, los problemas de profundidad y una mala percepción del sonido pueden contribuir al riesgo de caídas.

Evaluación medioambiental

Las enfermeras inspeccionan el entorno del paciente, ya sea en casa, en un centro asistencial o en un entorno comunitario. Buscan posibles obstáculos como alfombras resbaladizas, cables eléctricos, superficies irregulares e iluminación inadecuada. Se recomiendan las modificaciones necesarias para que el entorno sea más seguro.

Utilización de herramientas de evaluación

Las enfermeras suelen utilizar herramientas de evaluación del riesgo de caídas para orientar su valoración de forma sistemática. Estas herramientas pueden incluir cuestionarios, listas de comprobación y escalas de riesgo específicas para las caídas. Ayudan a cuantificar el riesgo y a identificar las áreas que requieren una atención especial.

Planificación de acciones preventivas

Tras la evaluación de riesgos, las enfermeras trabajan con los pacientes y sus familias para desarrollar un plan personalizado de prevención de caídas. Este plan puede incluir ejercicios de fortalecimiento muscular, modificaciones del entorno, ajustes de la medicación, recomendaciones sobre ayudas para la movilidad y consejos para prevenir las caídas.

En resumen, evaluar el riesgo de caídas en los ancianos es un paso crucial para prevenir accidentes y lesiones. Las enfermeras identifican los factores de riesgo, evalúan la movilidad, la medicación, la visión y el entorno, y utilizan herramientas de valoración para guiar su evaluación. A continuación, trabajan con los pacientes para planificar y aplicar intervenciones preventivas destinadas a mantener la seguridad y el bienestar de los pacientes ancianos.

- **Estrategias de prevención: ejercicio, modificaciones del entorno, equipos de asistencia, etc.**

La prevención de las caídas en los ancianos requiere un enfoque multidimensional que incorpore estrategias como el ejercicio, las modificaciones del entorno y el uso de equipos de asistencia. Las enfermeras desempeñan un papel clave en la planificación y aplicación de estas estrategias para reducir el riesgo de caídas.

Ejercicio y fortalecimiento muscular
Los ejercicios de fortalecimiento muscular se dirigen a grupos musculares importantes para la estabilidad y el equilibrio. Las enfermeras trabajan con los pacientes para desarrollar programas de ejercicios adaptados a su estado físico y a sus necesidades. Estos ejercicios fortalecen los músculos de las piernas, la espalda y el tronco, mejorando la estabilidad y la coordinación.

Actividades de equilibrio y flexibilidad
Las actividades para mejorar el equilibrio y la flexibilidad también son esenciales para prevenir las caídas. Las enfermeras guían a los pacientes a través de ejercicios como caminar de puntillas, levantarse de una silla sin utilizar las manos y otras actividades que refuerzan la conciencia corporal y la estabilidad.

Cambios en el entorno
Las enfermeras evalúan el entorno de los pacientes para identificar posibles barreras y recomendar modificaciones. Esto puede incluir la retirada de alfombras resbaladizas, la instalación de barras de sujeción en el cuarto de baño, el

uso de luces automáticas para iluminar las zonas oscuras y la organización de objetos para reducir el riesgo de tropiezos.

Ayudas a la movilidad
Las enfermeras evalúan la necesidad de ayudas para la movilidad como bastones, andadores o sillas de ruedas. Guían a los pacientes en la elección y el uso adecuados de estos equipos para mejorar la estabilidad y la seguridad al desplazarse.

Educación y sensibilización
Las enfermeras informan en profundidad a los pacientes y a sus familias sobre los riesgos de las caídas, las estrategias de prevención y la importancia de una vigilancia continua. Explican cómo utilizar ayudas para la movilidad, cómo modificar el entorno y cómo incorporar el ejercicio a la rutina diaria.

Seguimiento y reevaluación
Las estrategias de prevención de caídas no son estáticas y requieren un seguimiento regular. Las enfermeras supervisan los progresos del paciente, evalúan la eficacia de las intervenciones puestas en marcha y realizan ajustes en función de las necesidades cambiantes del paciente.

Colaboración interdisciplinar
La prevención de caídas implica a menudo la colaboración con otros profesionales sanitarios como fisioterapeutas, terapeutas ocupacionales y especialistas en seguridad en el hogar. Las enfermeras trabajan en equipo para garantizar un enfoque holístico y coordinado de la prevención de caídas.

En resumen, las enfermeras aplican estrategias de prevención de caídas que incluyen el ejercicio, las modificaciones del entorno, el uso de equipos de asistencia y la educación de los pacientes y sus familias.

Estas estrategias se adaptan a las necesidades individuales de los pacientes y pretenden mejorar la estabilidad, la coordinación y la seguridad durante las actividades cotidianas.

- **Sensibilización sobre los riesgos de lesiones y las medidas de precaución**

La concienciación sobre los riesgos de lesiones en los ancianos y la adopción de medidas de precaución adecuadas son esenciales para evitar accidentes y posibles lesiones. Las enfermeras desempeñan un papel crucial a la hora de educar a los pacientes y a sus familias sobre los riesgos específicos y de proporcionarles consejos prácticos sobre cómo minimizarlos.

Educación sobre los riesgos de lesiones
Las enfermeras proporcionan información detallada a los pacientes y a sus familias sobre los riesgos de lesiones más comunes a los que se enfrentan las personas mayores. Esto puede incluir riesgos de caídas, riesgos asociados a la fragilidad ósea, riesgos de quemaduras, riesgos de confusión y otros peligros potenciales.

Seguridad en el hogar
Las enfermeras asesoran sobre la seguridad en el hogar identificando las zonas de riesgo y recomendando modificaciones para minimizar los peligros. Fomentan el mantenimiento de un entorno bien iluminado, la eliminación del desorden, el cierre con llave de los armarios que contengan productos químicos potencialmente peligrosos y otras medidas para crear un espacio seguro.

Prevención de quemaduras y accidentes domésticos
Las enfermeras ofrecen consejos específicos para prevenir quemaduras y accidentes domésticos. Explican cómo ajustar la temperatura del agua, cómo evitar los aparatos

eléctricos sobrecargados, cómo manipular los productos químicos con seguridad y cómo minimizar el riesgo de incendio y de asfixia.

Uso seguro de los medicamentos
Las enfermeras hacen hincapié en la importancia del uso seguro de los medicamentos, explicando cómo seguir las instrucciones de dosificación, cómo evitar interacciones farmacológicas potencialmente peligrosas y cómo almacenar los medicamentos adecuadamente para evitar errores.

Prevención de infecciones
Las enfermeras proporcionan información sobre la prevención de infecciones, centrándose en las prácticas de higiene personal y la vacunación. Explican la importancia de lavarse las manos con regularidad, evitar el contacto con personas enfermas y seguir las recomendaciones de vacunación adecuadas.

Prevenir la confusión y el despiste
Las enfermeras informan a los pacientes y a sus familias sobre las estrategias para prevenir la confusión y la deambulación, sobre todo en personas con demencia. Recomiendan crear un entorno estructurado, gestionar las rutinas diarias, garantizar la seguridad cuando se está fuera de casa y otras medidas para reducir el riesgo de deambular.

Formación continua
Las enfermeras actualizan periódicamente sus conocimientos sobre los riesgos de lesiones específicos de las personas mayores y las nuevas medidas de precaución recomendadas. Esto les permite ofrecer consejos precisos y actualizados a sus pacientes y a sus familias.

En resumen, la concienciación sobre los riesgos de lesiones y la aplicación de medidas de precaución adecuadas son esenciales para la seguridad de los ancianos. Las enfermeras desempeñan un papel fundamental al proporcionar una educación en profundidad sobre riesgos específicos y orientar a los pacientes y a sus familias para crear un entorno seguro, prevenir accidentes domésticos, utilizar los medicamentos de forma segura y minimizar otros peligros potenciales.

Nutrición e hidratación en la tercera edad

* **Necesidades nutricionales específicas de las personas mayores**

Las necesidades nutricionales de los ancianos difieren de las de otros grupos de edad debido a los cambios fisiológicos y metabólicos asociados al envejecimiento. Las enfermeras desempeñan un papel esencial en la evaluación de las necesidades nutricionales individuales y en el asesoramiento para garantizar una dieta equilibrada y adecuada.

Reducción del apetito y de las necesidades energéticas
Con la edad, el apetito tiende a disminuir debido a los cambios hormonales y metabólicos. Las enfermeras lo reconocen y ayudan a los pacientes a seleccionar alimentos ricos en nutrientes para satisfacer sus menores necesidades energéticas, manteniendo al mismo tiempo un equilibrio nutricional adecuado.

Importancia de las proteínas y la fibra
Las proteínas son esenciales para preservar la masa muscular y la reparación celular en las personas mayores. Los enfermeros recomiendan una ingesta adecuada de proteínas magras para mantener la salud muscular. La fibra alimentaria contribuye a la regularidad intestinal y al control del peso.

Calcio y vitamina D para la salud ósea
La salud ósea es de vital importancia en las personas mayores para prevenir las fracturas y la osteoporosis. Las enfermeras destacan la importancia de una ingesta adecuada de calcio y vitamina D para fortalecer los huesos y mejorar la absorción del calcio.

Hidratación adecuada
La deshidratación puede ser un problema común en los ancianos debido a la disminución de la sensación de sed y a la pérdida de la capacidad de regular los líquidos de forma eficaz. Las enfermeras fomentan una hidratación adecuada recomendando a los pacientes que beban suficiente agua y consuman alimentos ricos en agua, como frutas y verduras.

Control de los niveles de azúcar en sangre
Para las personas mayores con diabetes o con riesgo de desarrollar diabetes de tipo 2, controlar los niveles de azúcar en sangre es esencial para prevenir complicaciones. Las enfermeras trabajan con los pacientes para desarrollar planes dietéticos a medida que regulen los niveles de azúcar en sangre y satisfagan al mismo tiempo sus necesidades nutricionales.

Reducir el consumo de sal
Las enfermeras suelen aconsejar a los ancianos que reduzcan su consumo de sal, ya que un exceso de sal puede provocar un aumento de la tensión arterial. Ayudan a los pacientes a elegir sabiamente los alimentos favoreciendo los alimentos bajos en sodio.

Controlar los trastornos alimentarios y las alergias
Algunas personas mayores pueden padecer trastornos alimentarios, alergias o intolerancias alimentarias. Las enfermeras identifican estos problemas y trabajan con los pacientes para crear planes de comidas que satisfagan sus

necesidades evitando al mismo tiempo los alimentos problemáticos.

En resumen, las enfermeras desempeñan un papel crucial en la evaluación de las necesidades nutricionales específicas de los ancianos. Reconocen los cambios fisiológicos asociados al envejecimiento, como la reducción del apetito y de las necesidades energéticas, y aconsejan sobre una dieta equilibrada. Destacan la importancia de las proteínas, la fibra, el calcio, la vitamina D, la hidratación, el control de la glucemia y la reducción de la sal para apoyar la salud y el bienestar de los pacientes ancianos.

- **Prevención de la desnutrición y la deshidratación**

La desnutrición y la deshidratación son problemas comunes entre los ancianos y pueden tener graves consecuencias para su salud y su calidad de vida. Las enfermeras desempeñan un papel fundamental a la hora de identificar los riesgos de desnutrición y deshidratación, aplicar medidas preventivas y ofrecer apoyo continuo.

Evaluación del estado nutricional
Las enfermeras utilizan herramientas de valoración para evaluar el estado nutricional de los pacientes ancianos, en particular examinando su peso, índice de masa corporal, ingesta de alimentos y estado general de salud. Vigilan los signos de pérdida de peso involuntaria, pérdida muscular y deficiencias nutricionales.

Evaluación de la hidratación
Evaluar la hidratación es igual de crucial. Las enfermeras están atentas a los signos de deshidratación, como boca seca, disminución de la diuresis, piel seca y confusión. También animan a los pacientes a beber suficiente agua y a comer alimentos hidratantes.

Elaborar planes nutricionales adecuados

Las enfermeras trabajan con los pacientes para desarrollar planes nutricionales adaptados a sus necesidades y preferencias alimentarias. Estos planes tienen como objetivo proporcionar los nutrientes esenciales, mantener o mejorar el peso y prevenir la desnutrición.

Fomentar las comidas equilibradas

Las enfermeras aconsejan a los pacientes sobre la importancia de comer comidas equilibradas que contengan una variedad de alimentos ricos en nutrientes. Recomiendan incluir en la dieta diaria proteínas magras, verduras, fruta, cereales integrales y productos lácteos bajos en grasa.

Seguimiento de las necesidades de apoyo nutricional

Algunos ancianos pueden tener dificultades para preparar o ingerir comidas debido a problemas de movilidad, trastornos de la deglución u otros problemas de salud. Las enfermeras identifican estas necesidades y ayudan a coordinar la asistencia nutricional, como las comidas a domicilio o los servicios de comidas en grupo.

Educación de los cuidadores

La educación de los cuidadores, incluidos los familiares y los cuidadores informales, es esencial para prevenir la desnutrición y la deshidratación en los ancianos. Las enfermeras asesoran sobre la preparación de comidas nutritivas, la gestión de dietas específicas y la vigilancia de los signos de desnutrición y deshidratación.

Seguimiento y ajustes regulares

La prevención de la desnutrición y la deshidratación requiere un seguimiento regular del estado nutricional y la hidratación. Las enfermeras supervisan la evolución de los pacientes, ajustan los planes nutricionales en función de las necesidades cambiantes y realizan las modificaciones oportunas.

En resumen, las enfermeras desempeñan un papel esencial en la prevención de la desnutrición y la deshidratación en los ancianos. Evalúan el estado nutricional y de hidratación, elaboran planes nutricionales adecuados, fomentan las comidas equilibradas, coordinan la asistencia nutricional, educan a los cuidadores y realizan un seguimiento regular para mantener la salud y el bienestar de los pacientes ancianos.

* **Adaptaciones dietéticas para patologías comunes**
Las personas mayores pueden padecer diversas afecciones crónicas que requieren adaptaciones dietéticas específicas para favorecer su salud y bienestar. Las enfermeras desempeñan un papel crucial a la hora de evaluar las necesidades nutricionales de los pacientes con patologías comunes y de proporcionarles el asesoramiento dietético adecuado.

Diabetes tipo 2
Para las personas mayores con diabetes de tipo 2, controlar los niveles de azúcar en sangre es esencial para evitar complicaciones. Las enfermeras trabajan con los pacientes para elaborar planes de comidas que regulen los niveles de azúcar en sangre al tiempo que aportan nutrientes esenciales. Recomiendan la elección de alimentos de bajo índice glucémico y controlan las raciones de carbohidratos.

Hipertensión
Los pacientes hipertensos deben limitar su consumo de sal para mantener una tensión arterial sana. Los enfermeros aconsejan reducir la ingesta de sodio evitando los alimentos ricos en sal, utilizando hierbas y especias para sazonar las comidas y leyendo atentamente las etiquetas nutricionales.

Enfermedades cardiovasculares

Para las personas mayores con enfermedades cardiovasculares como la cardiopatía coronaria, las enfermeras recomiendan una dieta rica en fruta, verdura, cereales integrales, pescado azul y grasas insaturadas. Destacan la importancia de reducir las grasas saturadas, las grasas trans y los azúcares añadidos para mantener la salud del corazón.

Osteoporosis

La osteoporosis es una de las principales preocupaciones de las personas mayores debido al mayor riesgo de fracturas. Los enfermeros recomiendan alimentos ricos en calcio y vitamina D para fortalecer los huesos, como los productos lácteos bajos en grasa, las verduras de hoja verde y el pescado azul.

Trastornos de la deglución

Los trastornos de la deglución pueden dificultar la alimentación y conllevar el riesgo de una vía falsa. Los enfermeros trabajan con los pacientes y los especialistas en alimentación para desarrollar planes alimentarios adecuados, como texturas modificadas, para garantizar que comer sea seguro y agradable.

Enfermedad renal

Las personas mayores con enfermedad renal necesitan controlar su ingesta de proteínas, potasio, fósforo y sodio. Los enfermeros trabajan con los pacientes para desarrollar planes alimentarios específicos que favorezcan la salud renal equilibrando los nutrientes y evitando los alimentos ricos en potasio y fósforo.

Otras patologías comunes

Las enfermeras están formadas para tratar otras patologías comunes como trastornos gastrointestinales, alergias alimentarias y enfermedades respiratorias. Adaptan las recomendaciones dietéticas a estas necesidades específicas para garantizar que la dieta se adapta a los requisitos de cada paciente.

En resumen, las enfermeras desempeñan un papel vital en la adaptación de las recomendaciones dietéticas a las patologías comunes de las personas mayores. Trabajan con los pacientes para desarrollar planes dietéticos específicos que satisfagan las necesidades de salud únicas de cada individuo, ayudando a controlar las enfermedades crónicas y a mantener la salud en general.

Actividad física adaptada y bienestar emocional

- **Los beneficios de la actividad física para la salud de las personas mayores**

La actividad física desempeña un papel esencial en el mantenimiento de la salud y el bienestar de las personas mayores. Las enfermeras reconocen los importantes beneficios del ejercicio y animan activamente a los pacientes mayores a mantener un estilo de vida activo para mejorar su calidad de vida en general.

Fortalecimiento de los músculos y el equilibrio
La actividad física regular, en particular los ejercicios de fortalecimiento muscular, ayudan a mantener y mejorar la masa muscular en las personas mayores. Estos ejercicios también ayudan a fortalecer los huesos y a mejorar el equilibrio, lo que reduce el riesgo de caídas y fracturas.

El ejercicio cardiovascular, como caminar, nadar o montar en bicicleta, mejora la salud del corazón al fortalecerlo y aumentar la resistencia. Esto puede reducir el riesgo de enfermedades cardiovasculares como las cardiopatías coronarias y la hipertensión arterial.

Gestión del peso

La actividad física regular ayuda a mantener un peso corporal saludable en las personas mayores. Combinando el ejercicio con una dieta equilibrada, los pacientes pueden evitar un aumento excesivo de peso, lo que es importante para la salud metabólica y el control de las enfermedades crónicas.

Mejorar la salud mental

El ejercicio físico tiene efectos positivos en la salud mental de las personas mayores. Puede ayudar a reducir el estrés, la ansiedad y la depresión al liberar endorfinas, las hormonas del bienestar. La actividad física regular se asocia a una mejor calidad de vida psicosocial.

Preservar la función cognitiva

Los estudios sugieren que la actividad física puede ayudar a preservar la función cognitiva en las personas mayores. El ejercicio favorece el flujo sanguíneo al cerebro, lo que puede ayudar a reducir el riesgo de deterioro cognitivo y trastornos neurológicos como la demencia.

Mejora de la calidad del sueño

La actividad física regular puede mejorar la calidad del sueño en las personas mayores al favorecer un sueño más profundo y reparador. Un sueño de mejor calidad contribuye a la salud general, la energía y el estado de alerta durante el día.

Reforzar el sistema inmunológico

El ejercicio regular puede reforzar el sistema inmunológico de las personas mayores al mejorar la circulación sanguínea y favorecer el flujo de células inmunitarias. Esto puede ayudar a reducir el riesgo de infección y promover una mejor respuesta a la enfermedad.

Interacción social

La actividad física, tanto si se realiza en grupo como individualmente, ofrece oportunidades para la interacción social. Esto puede ayudar a prevenir el aislamiento social, reforzar los lazos comunitarios y mejorar el bienestar emocional.

En resumen, la actividad física ofrece multitud de beneficios para la salud de las personas mayores. Las enfermeras desempeñan un papel importante a la hora de animar y educar a los pacientes sobre los beneficios del ejercicio regular. Al combinar estos beneficios con otras medidas asistenciales, contribuyen a mejorar la calidad de vida general de los ancianos.

- **Recomendaciones y seguridad en el ejercicio para las personas mayores**

Cuando se trata de fomentar la actividad física en los ancianos, es esencial proporcionar recomendaciones adecuadas y garantizar su seguridad durante el ejercicio. Las enfermeras desempeñan un papel crucial a la hora de proporcionar consejos específicos y supervisar la participación de los pacientes en actividades físicas adecuadas.

Consulta médica previa

Antes de iniciar cualquier programa de ejercicio, las personas mayores deben consultar a su profesional sanitario para asegurarse de que el ejercicio es seguro para su estado de salud actual. Las enfermeras pueden ayudar a facilitar esta consulta y proporcionar la información pertinente al médico.

Elección de los ejercicios adecuados

Los enfermeros aconsejan a los pacientes sobre los tipos de ejercicio adecuados a su estado físico y sus necesidades. A menudo se recomiendan ejercicios aeróbicos, de fortalecimiento muscular, de flexibilidad y de equilibrio para mantener una gama completa de movimientos y evitar lesiones.

Progresión gradual
Es importante empezar despacio y progresar gradualmente con un programa de ejercicio, sobre todo en el caso de las personas mayores que pueden llevar tiempo sin hacer ejercicio. Los enfermeros ayudan a los pacientes a fijarse objetivos realistas y a seguir un plan de progresión adaptado a su nivel de forma física.

Calentamiento y enfriamiento
Un calentamiento adecuado antes del ejercicio y un enfriamiento después son esenciales para prevenir lesiones. Los enfermeros enseñan a los pacientes técnicas adecuadas de calentamiento y enfriamiento, como estiramientos suaves y ejercicios de respiración.

Uso del equipo de seguridad
Si se necesitan equipos como bastones, esterillas de yoga o zapatillas deportivas para garantizar la seguridad durante el ejercicio, las enfermeras aconsejan sobre su uso correcto. Se aseguran de que los pacientes entienden cómo utilizar el equipo de forma segura.

Vigile los signos de malestar o dolor
Las enfermeras aconsejan a los pacientes que vigilen cuidadosamente su cuerpo durante el ejercicio y que informen de cualquier molestia o dolor inusual. Enseñan a los pacientes a reconocer las señales de advertencia y a saber cuándo es necesario reducir el ritmo o parar.

Hidratación adecuada
Las enfermeras subrayan la importancia de mantenerse hidratado durante el ejercicio. Recomiendan que los pacientes beban agua regularmente antes, durante y después de la actividad física para evitar la deshidratación.

Supervisión y seguimiento
Las enfermeras desempeñan un papel de supervisión, ayudando a los pacientes a seguir su programa de ejercicios y asegurándose de que progresan de forma segura. Están disponibles para responder a las preguntas y preocupaciones de los pacientes y para ajustar las recomendaciones a medida que evoluciona su estado.

En resumen, las enfermeras proporcionan recomendaciones y garantizan la seguridad de las personas mayores cuando practican ejercicio. Aconsejan sobre los ejercicios adecuados, la progresión gradual, las precauciones de seguridad, el calentamiento y el enfriamiento, el uso del equipo y la vigilancia de los signos de dolor. Al proporcionar consejos personalizados, ayudan a los pacientes a mantener un estilo de vida activo al tiempo que minimizan el riesgo de lesiones.

- **Gestión del estrés, fomento de la autoestima y apoyo emocional**

Controlar el estrés, fomentar la autoestima y proporcionar apoyo emocional son aspectos esenciales del bienestar mental y emocional de las personas mayores. Las enfermeras desempeñan un papel crucial a la hora de proporcionar asesoramiento y apoyo para ayudar a los pacientes mayores a afrontar los retos emocionales del envejecimiento.

Gestión del estrés
El estrés puede tener efectos nocivos en la salud física y mental de los ancianos. Las enfermeras enseñan a los pacientes técnicas de gestión del estrés como la relajación, la meditación, la respiración profunda y los pasatiempos relajantes. Les muestran cómo incorporar estas técnicas a su rutina diaria para reducir el estrés y fomentar la relajación.

Fomentar la autoestima

La autoestima desempeña un papel crucial en la salud mental y emocional de las personas mayores. Las enfermeras trabajan con los pacientes para reforzar su autoestima reconociendo sus logros, fomentando la expresión de sus intereses y destacando su valor como individuos únicos.

Apoyo emocional

El envejecimiento puede conllevar su propio conjunto de retos emocionales, como la pérdida de seres queridos, la soledad y la adaptación a los cambios de rol. Las enfermeras proporcionan apoyo emocional escuchando atentamente las preocupaciones de los pacientes, ofreciéndoles un espacio seguro para que expresen sus emociones y ayudándoles a desarrollar estrategias para afrontar estos retos.

Actividades sociales y de ocio

Las actividades sociales y de ocio desempeñan un papel importante en el mantenimiento del bienestar emocional. Las enfermeras animan a los pacientes a participar en actividades sociales, clubes, grupos de ocio y actos comunitarios. Estas interacciones sociales fomentan el sentimiento de pertenencia y reducen el aislamiento.

Recursos de apoyo y asesoramiento

Las enfermeras proporcionan información sobre los recursos de apoyo y asesoramiento disponibles para las personas mayores. Pueden remitir a los pacientes a profesionales de la salud mental o a grupos de apoyo que ofrezcan ayuda específica con los retos emocionales del envejecimiento.

Comunicación abierta y empática

Las enfermeras desarrollan relaciones de confianza con los pacientes fomentando una comunicación abierta y empática. Animan a los pacientes a expresar sus sentimientos, preocupaciones y deseos, y están atentos a sus necesidades emocionales.

Apoyo familiar y social
Las enfermeras reconocen la importancia del apoyo familiar y social en la vida de las personas mayores. Trabajan con familiares, amigos y cuidadores para crear una sólida red de apoyo que mejore el bienestar emocional de los pacientes.
En resumen, las enfermeras desempeñan un papel esencial en la gestión del estrés, el fomento de la autoestima y la prestación de apoyo emocional a las personas mayores. Al proporcionar técnicas de gestión del estrés, potenciar la autoestima, ofrecer apoyo emocional y fomentar la participación en actividades sociales y de ocio, contribuyen a mejorar la salud mental y emocional general de los pacientes ancianos.

Capítulo 6

Comunicación y relaciones con los pacientes ancianos

Enfoques de comunicación eficaces

* **Comunicación centrada en el paciente: escucha activa y empatía**

La comunicación es un elemento fundamental en la prestación de cuidados geriátricos de calidad. Las enfermeras deben dominar las habilidades de la escucha activa y la empatía para establecer relaciones significativas con los pacientes ancianos y satisfacer sus necesidades de forma integral.

Escuchar activamente
La escucha activa es una habilidad esencial para las enfermeras. Implica prestar toda la atención al paciente, comprender sus palabras y reconocer sus emociones no verbales. Los enfermeros practican la escucha activa eliminando las distracciones, siendo pacientes y formulando preguntas abiertas para animar a los pacientes a expresarse.

Comprensión empática
La empatía significa ponerse en el lugar del paciente y comprender sus sentimientos y experiencias. Las enfermeras muestran empatía reconociendo las emociones del paciente, validando sus sentimientos y adoptando un enfoque compasivo. Esto genera la confianza del paciente y fomenta una relación de cuidados positiva.

Validación de los sentimientos
Los pacientes ancianos pueden experimentar una serie de emociones, como miedo, tristeza y ansiedad. Las enfermeras validan los sentimientos de los pacientes reconociéndolos y mostrando que los comprenden. Por ejemplo, pueden decir: "*Veo que ésta es una situación difícil para usted. ¿Cómo puedo ayudarle a sentirse mejor?*"

Comunicación no verbal

La comunicación no verbal, como el lenguaje corporal y las expresiones faciales, desempeña un papel esencial en la comunicación con los pacientes ancianos. Las enfermeras prestan atención a su propio lenguaje corporal y observan el de los pacientes en busca de signos de incomodidad o necesidad de tranquilización.

Uso de un lenguaje sencillo y claro

Los términos médicos complejos pueden confundir a los pacientes ancianos. Las enfermeras utilizan un lenguaje sencillo y claro para explicar la información médica, evitando la jerga técnica. Se aseguran de que los pacientes comprendan su estado de salud, los procedimientos y los tratamientos que se les ofrecen.

Respeto de la diversidad cultural

Las enfermeras demuestran sensibilidad hacia la diversidad cultural y las creencias de los pacientes. Adaptan su comunicación para tener en cuenta las normas culturales y los valores individuales, fomentando así una relación de confianza y respeto mutuo.

Ánimo para compartir preocupaciones

Las enfermeras animan a los pacientes a expresar sus preocupaciones, preguntas y necesidades. Crean un entorno abierto en el que los pacientes se sienten cómodos hablando de sus preocupaciones, lo que facilita una comunicación eficaz y una toma de decisiones compartida.

En resumen, la comunicación centrada en el paciente, caracterizada por la escucha activa y la empatía, es un elemento esencial de la atención geriátrica de calidad. Las enfermeras utilizan la escucha activa para comprender a los pacientes y la empatía para reconocer sus emociones. Validan los sentimientos, utilizan un lenguaje sencillo y claro, respetan la diversidad cultural y animan a los pacientes a compartir sus preocupaciones. Este enfoque fomenta una relación asistencial positiva y satisface las necesidades holísticas de los pacientes ancianos.

- **Uso de un lenguaje sencillo y claro**

Utilizar un lenguaje sencillo y claro es una habilidad crucial para las enfermeras a la hora de comunicarse con los pacientes ancianos. Los términos médicos complejos y la jerga técnica pueden resultar confusos, sobre todo para quienes no están familiarizados con los conceptos médicos. Utilizando un lenguaje comprensible, las enfermeras pueden mejorar la comunicación, aumentar la comprensión y promover la toma de decisiones informadas.

Evite la jerga médica

La jerga médica puede parecer extraña e intimidante para los pacientes ancianos. Las enfermeras deben abstenerse de utilizar términos técnicos y preferir palabras sencillas y familiares. Por ejemplo, en lugar de decir "tensión arterial alta", pueden explicar que significa "presión arterial elevada".

Explicar términos complejos

Si es necesario utilizar términos médicos más complejos, las enfermeras deben tomarse el tiempo necesario para explicar estos términos de forma sencilla. Pueden utilizar analogías o ejemplos concretos para ilustrar el significado de estos términos y ayudar a los pacientes a entenderlos.

Proporcionar información por etapas

Al comunicar información médica importante, lo mejor es desglosarla en pasos claros y comprensibles. Las enfermeras pueden presentar la información de forma secuencial, dando a los pacientes tiempo suficiente para asimilar cada paso antes de pasar al siguiente.

Uso de imágenes visuales

El uso de imágenes visuales, como diagramas o dibujos sencillos, puede ayudar a aclarar información compleja. Las enfermeras pueden utilizar diagramas para explicar procedimientos o afecciones médicas, lo que puede mejorar la comprensión del paciente.

Compruebe la comprensión

Es importante que las enfermeras se aseguren de que los pacientes han comprendido la información proporcionada. Pueden hacer preguntas abiertas para comprobar la comprensión, como "*¿Puede decirme cómo lo ha entendido?*" o "*¿Tiene alguna pregunta al respecto?*".

Evite el exceso de información

Demasiada información a la vez puede abrumar a los pacientes ancianos. Las enfermeras deben evitar sobrecargar a los pacientes con detalles innecesarios y concentrarse en los puntos clave. También pueden proporcionar documentos escritos o folletos para que los pacientes puedan consultar la información más adelante.

Adaptarse al nivel de comprensión

Cada paciente tiene un nivel diferente de comprensión y conocimientos médicos. Las enfermeras se adaptan al nivel de cada paciente, ajustando su lenguaje en consecuencia. Hacen preguntas para evaluar el nivel de comprensión y adaptan su comunicación en consecuencia. En resumen, el uso de un lenguaje sencillo y claro es esencial para una comunicación eficaz con los pacientes ancianos. Las enfermeras evitan la jerga médica, explican los términos complejos, dan la información por etapas, utilizan imágenes visuales, comprueban la comprensión, evitan el exceso de información y se adaptan al nivel de comprensión de cada paciente. Este enfoque favorece una comunicación más clara, una mejor comprensión y una toma de decisiones informada en los pacientes ancianos.

- **Técnicas de comunicación no verbal**

La comunicación no verbal desempeña un papel esencial en la prestación de unos cuidados geriátricos eficaces. Las enfermeras deben dominar las técnicas de comunicación no verbal para establecer vínculos sólidos con los pacientes ancianos y comprender sus necesidades, emociones y preocupaciones.

Lenguaje corporal atento

Un lenguaje corporal atento significa adoptar una postura abierta, relajada y vuelta hacia el paciente. Los enfermeros se mantienen erguidos, muestran cercanía y evitan gestos que puedan percibirse como amenazadores, como cruzarse de brazos. Esto demuestra al paciente que la enfermera está atenta a su presencia.

Contacto visual positivo

El contacto visual positivo es una forma poderosa de establecer una conexión con los pacientes ancianos. Las enfermeras mantienen un contacto visual cálido y amable con el paciente, pero evitan mirarle con demasiada intensidad, lo que puede percibirse como intimidatorio.

Expresiones faciales empáticas

Las expresiones faciales empáticas, como las sonrisas amables y las miradas compasivas, refuerzan el sentimiento de comprensión y la conexión emocional. Las enfermeras adaptan sus expresiones según la situación, expresando simpatía cuando el paciente comparte emociones negativas y alegría cuando se producen progresos.

Movimientos de manos y brazos

Los movimientos de las manos y los brazos pueden utilizarse para mostrar franqueza, ánimo y afecto. Las enfermeras pueden utilizar gestos con las manos para saludar a los pacientes, ilustrar conceptos o expresar ánimo.

Uso de señales de confort

En los momentos difíciles de los pacientes ancianos, las enfermeras pueden utilizar señales de tranquilidad no verbales para calmar y tranquilizar. Esto puede incluir una mano en el hombro del paciente, una caricia suave o una mirada comprensiva.

Adaptarse a la comunicación con el paciente

Es importante que las enfermeras estén atentas a la comunicación no verbal del paciente. Observan las señales emocionales y físicas del paciente para comprender mejor sus necesidades y reacciones, lo que les permite ajustar su propia comunicación en consecuencia.

Respeto del espacio personal

Los ancianos pueden tener preferencias en cuanto a su espacio personal. Las enfermeras respetan estos límites manteniendo una distancia cómoda y evitando acercarse demasiado al paciente sin su consentimiento.

Escucha atenta y receptiva

La comunicación no verbal también incluye la escucha atenta y reactiva, que implica señales como asentir con la cabeza para mostrar que la enfermera participa en la conversación y entiende lo que dice el paciente.

En resumen, las técnicas de comunicación no verbal son esenciales para una comunicación eficaz con los pacientes ancianos. Las enfermeras utilizan un lenguaje corporal atento, un contacto visual positivo, expresiones faciales empáticas, movimientos de manos y brazos, señales de comodidad, adaptación a la comunicación del paciente, respeto del espacio personal y escucha atenta para crear una conexión sólida y comprensiva con los pacientes.

Gestión de los trastornos de la comunicación relacionados con la edad

- ### Discapacidad auditiva y estrategias de comunicación

Las deficiencias auditivas son comunes entre las personas mayores, lo que puede plantear retos en la comunicación. Las enfermeras deben ser conscientes de estos retos y utilizar estrategias de comunicación adecuadas para garantizar una interacción eficaz y comprensible con los pacientes con pérdida auditiva.

Reconocimiento de la discapacidad auditiva
Es importante que las enfermeras sepan reconocer los signos de pérdida de audición en los pacientes ancianos. Esto puede incluir dificultad para seguir una conversación, responder a preguntas adecuadas y pedir con frecuencia que le repitan las cosas.

Posicionamiento óptimo
Al comunicarse con pacientes con una discapacidad auditiva, las enfermeras deben colocarse de modo que su cara esté bien iluminada y visible. Esto permite a los pacientes leer las expresiones faciales y los movimientos de los labios para comprender mejor la comunicación.

Hable claro y despacio
Las enfermeras deben hablar clara y lentamente, articulando bien sus palabras. Deben evitar hablar demasiado alto, ya que esto puede distorsionar el sonido, pero deben asegurarse de que su voz es suficientemente audible. Utilizar frases sencillas y evitar las complejas también ayuda a la comprensión.

Uso de expresiones faciales y gestos
Las expresiones faciales y los gestos pueden añadir una dimensión visual a la comunicación. Las enfermeras

pueden acompañar sus palabras con gestos y expresiones faciales para reforzar el mensaje. Esto puede ayudar a los pacientes a captar el contexto y el tono de la conversación.

Evite el ruido de fondo

Cuando se comunique con pacientes con una discapacidad auditiva, es importante reducir al mínimo el ruido de fondo y las distracciones que puedan dificultar la comprensión. Así se crea un entorno propicio para concentrarse en la comunicación.

Uso de audífonos

Si el paciente lleva un audífono, las enfermeras pueden comprobar que el dispositivo está bien colocado y funciona correctamente. También pueden preguntar al paciente si prefiere utilizar el audífono durante la comunicación y ajustarlo en consecuencia.

Formule preguntas abiertas

Hacer preguntas abiertas anima a los pacientes a dar respuestas detalladas. Esto permite a los pacientes comprender mejor el contexto de la conversación y responder de forma más adecuada.

Adaptar la comunicación al paciente

Cada paciente con una discapacidad auditiva puede tener necesidades y preferencias de comunicación diferentes. Los enfermeros deben adaptarse al estilo de comunicación del paciente, ya sea utilizando notas escritas, gestos u otros medios para garantizar la comprensión mutua.

En resumen, la discapacidad auditiva en los pacientes ancianos requiere estrategias de comunicación específicas. Los enfermeros reconocen la discapacidad auditiva, se colocan en una posición óptima, hablan con claridad, utilizan expresiones faciales y gestos, minimizan las distracciones, facilitan el uso de audífonos, formulan preguntas abiertas y adaptan su comunicación a las necesidades individuales del paciente. Este enfoque garantiza una interacción eficaz y comprensible, respetando al mismo tiempo las necesidades específicas de los pacientes con una discapacidad auditiva.

- **Trastornos del habla y métodos de afrontamiento**

Los trastornos del habla en los pacientes ancianos pueden deberse a diversas causas, como derrames cerebrales, trastornos neurológicos o afecciones médicas. Las enfermeras deben estar preparadas para afrontar estos retos utilizando métodos adaptativos para mantener una comunicación eficaz.

Reconocimiento de los trastornos del habla
El reconocimiento precoz de los trastornos del habla es esencial. Las enfermeras deben estar atentas a signos como la dificultad para articular con claridad, la repetición frecuente de palabras, la lentitud del habla o la incapacidad para encontrar las palabras adecuadas.

Paciencia y ánimo
Las enfermeras deben mostrar paciencia y ánimo cuando se comunican con pacientes con dificultades en el habla. Dan tiempo al paciente para que se exprese y evitan terminar las frases por él, permitiendo que participe activamente en la conversación.

Formule preguntas abiertas
Hacer preguntas abiertas anima a los pacientes con dificultades de habla a dar respuestas más detalladas. Esto les da la oportunidad de expresarse a su propio ritmo y con sus propias palabras.

Uso de texto e imágenes
El uso de la escritura, los dibujos y las imágenes puede facilitar la comunicación con los pacientes con dificultades

en el habla. Las enfermeras pueden proporcionar tarjetas con imágenes o palabras clave para ayudar a los pacientes a expresar sus necesidades y preocupaciones.

Comunicación asistida por tecnología
En algunos casos, la tecnología puede servir de apoyo a la comunicación. Las aplicaciones de comunicación asistida por tecnología permiten a los pacientes teclear mensajes o seleccionar imágenes para expresarse.

Fomentar la comunicación no verbal
Las enfermeras animan a los pacientes con dificultades para hablar a utilizar la comunicación no verbal, como los gestos, las expresiones faciales y el contacto visual. Interpretan cuidadosamente estas señales para comprender mejor las necesidades y emociones del paciente.

Trabajar con logopedas
Los logopedas son profesionales especializados en la rehabilitación de la comunicación. Las enfermeras pueden colaborar con los logopedas para aplicar estrategias de comunicación adecuadas y ayudar a reeducar el habla del paciente.

Respetar la dignidad
Es esencial tratar a los pacientes con dificultades en el habla con respeto y dignidad. Las enfermeras se esfuerzan por crear un entorno de comunicación seguro y sin prejuicios, en el que los pacientes se sientan cómodos expresándose de la forma que mejor les convenga.

En resumen, los trastornos del habla en los pacientes ancianos requieren métodos de adaptación específicos para mantener una comunicación eficaz. Las enfermeras reconocen las dificultades del habla, muestran paciencia y ánimo, hacen preguntas abiertas, utilizan material escrito e imágenes, exploran la comunicación asistida por tecnología, fomentan la comunicación no verbal, colaboran con los logopedas y respetan la dignidad del paciente. Este enfoque fomenta una comunicación eficaz y comprensible, al tiempo que tiene en cuenta las necesidades individuales de los pacientes con dificultades de habla.

- **Comunicarse con personas con demencia**

La demencia es una afección común en las personas mayores y puede provocar dificultades de comunicación debido al deterioro cognitivo. Las enfermeras deben adoptar enfoques específicos para comunicarse de forma eficaz y respetuosa con los pacientes con demencia.

Adaptarse al estadio de la demencia

Los pacientes con demencia se encuentran en distintas fases de la enfermedad, lo que afecta a su capacidad de comunicación. Los enfermeros adaptan su enfoque según la fase de la demencia, utilizando métodos sencillos al principio y ajustando su comunicación a medida que avanza la enfermedad.

Uso de frases cortas y sencillas

Las frases cortas y sencillas son más fáciles de entender para los pacientes con demencia. Las enfermeras utilizan palabras sencillas, evitan las frases complejas y se concentran en la información esencial.

Tono de voz tranquilizador

Un tono de voz suave y tranquilizador puede ayudar a establecer una atmósfera de confianza. Las enfermeras utilizan un tono de voz suave y cálido para comunicarse, lo que puede calmar a los pacientes y fomentar una interacción positiva.

Atraer la atención visual

Los pacientes con demencia pueden tener dificultades para concentrarse en la comunicación verbal. Los enfermeros atraen su atención colocándose frente a ellos, estableciendo contacto visual y utilizando gestos sencillos para reforzar el mensaje.

Validación emocional

Los pacientes con demencia pueden expresar emociones confusas o desorientadas. Las enfermeras validan estas emociones mostrando comprensión, expresando simpatía y ofreciendo apoyo emocional.

Uso de ayudas visuales

Las ayudas visuales, como imágenes, fotos u objetos familiares, pueden ayudar a reforzar la comunicación. Los enfermeros pueden utilizar estas ayudas para ilustrar información o evocar recuerdos.

Utilizar la música y los recuerdos

La música puede evocar recuerdos y emociones positivas en los pacientes con demencia. Las enfermeras pueden utilizar la música para facilitar la comunicación y establecer una conexión con el paciente.

Escucha atenta y paciencia

Las enfermeras demuestran una escucha atenta y paciencia cuando se comunican con los pacientes con demencia. Dan tiempo al paciente para responder, evitan interrumpirle y demuestran que están presentes y comprometidos.

En resumen, la comunicación con las personas con demencia requiere enfoques específicos que tengan en cuenta los cambios cognitivos. Las enfermeras adaptan su comunicación al estadio de la demencia, utilizando frases sencillas, un tono de voz tranquilizador, atrayendo la atención visual, validando las emociones, utilizando ayudas visuales, música y recuerdos, y demostrando una escucha atenta y paciencia. Este enfoque promueve una comunicación eficaz y respetuosa, contribuyendo al bienestar de los pacientes con demencia.

Ética y confidencialidad en el cuidado de los ancianos

- **Respetar la dignidad y la autonomía de los pacientes ancianos**

El respeto por la dignidad y la autonomía de los pacientes ancianos es un principio fundamental de los cuidados geriátricos. Las enfermeras deben reconocer la importancia de preservar la dignidad de los pacientes al tiempo que promueven su autonomía y respetan sus decisiones.

Promover la toma de decisiones con conocimiento de causa

Las enfermeras fomentan la toma de decisiones informadas en los pacientes ancianos. Proporcionan información clara y comprensible sobre las opciones de tratamiento, las ventajas y los inconvenientes, para que los pacientes puedan tomar decisiones informadas basadas en sus valores y preferencias.

Respeto por las opciones y preferencias

Las enfermeras respetan las elecciones y preferencias de los pacientes en cuanto a cuidados y tratamiento. Reconocen que los pacientes mayores tienen derecho a tomar decisiones sobre su propia salud y estilo de vida, y trabajan con ellos para elaborar un plan de cuidados que refleje sus deseos.

Protección de la intimidad

La protección de la intimidad es esencial para preservar la dignidad de los pacientes ancianos. Las enfermeras toman medidas para garantizar que las conversaciones y los cuidados se desarrollen en un entorno confidencial, evitando intrusiones innecesarias en la intimidad del paciente.

Comunicación respetuosa

Las enfermeras utilizan una comunicación respetuosa empleando un lenguaje apropiado, evitando el lenguaje condescendiente y prestando al paciente toda su atención durante las interacciones. Se refieren a los pacientes por su nombre y escuchan atentamente para comprender sus necesidades y preocupaciones.

Promover la autonomía

Las enfermeras fomentan la autonomía de los pacientes implicándoles activamente en las decisiones relativas a sus cuidados. Apoyan a los pacientes en la realización de las actividades cotidianas, al tiempo que les dan la oportunidad de hacer todo lo que puedan por sí mismos.

Sensibilización sobre las necesidades psicosociales

Las enfermeras están atentas a las necesidades psicosociales de los pacientes ancianos, como la soledad, la depresión y la ansiedad. Proporcionan apoyo emocional y oportunidades de socialización para promover el bienestar mental y emocional de los pacientes.

Implicar a las familias y a los cuidadores

Las enfermeras reconocen que las familias y los cuidadores desempeñan un papel crucial en el cuidado de los pacientes ancianos. Respetan la relación entre los pacientes, sus familias y los cuidadores, y los implican en el proceso asistencial cuando procede.

<u>Formación y sensibilización</u>
Las enfermeras reciben formación continua para comprender mejor las necesidades específicas de los pacientes ancianos y las mejores prácticas para preservar su dignidad y autonomía. También educan a sus colegas y a otros profesionales sanitarios sobre la importancia de estos principios.

En resumen, el respeto por la dignidad y la autonomía de los pacientes ancianos es esencial en los cuidados geriátricos. Las enfermeras promueven la toma de decisiones informada, respetan las elecciones y preferencias de los pacientes, protegen su intimidad, se comunican de forma respetuosa, promueven su autonomía, son sensibles a sus necesidades psicosociales, implican a familiares y cuidadores y se forman para garantizar unos cuidados respetuosos y centrados en el paciente.

- **Consentimiento informado y toma de decisiones compartida**

El consentimiento informado y la toma de decisiones compartida son elementos clave de una comunicación respetuosa y de unos cuidados centrados en el paciente. Las enfermeras deben trabajar en colaboración con los pacientes mayores y sus familias para tomar decisiones informadas sobre los cuidados que sean coherentes con los valores y las preferencias del paciente.

<u>Explicación de las opciones de tratamiento</u>
Las enfermeras explican al paciente las distintas opciones de tratamiento disponibles de forma clara y comprensible. Describen las ventajas, los inconvenientes, los riesgos y las consecuencias de cada opción, para que los pacientes y sus familias puedan tomar una decisión con conocimiento de causa.

116

Respeto del derecho de rechazo

Los pacientes ancianos tienen derecho a rechazar un tratamiento o una intervención médica. Las enfermeras respetan este derecho y proporcionan información detallada sobre las posibles consecuencias del rechazo, además de ofrecer apoyo para ayudar a los pacientes a comprender las implicaciones de su decisión.

Aclarar preguntas e inquietudes

Las enfermeras animan a los pacientes y a sus familias a hacer preguntas y expresar sus preocupaciones. Proporcionan respuestas claras y sinceras para ayudar a aclarar dudas y aliviar preocupaciones, lo que contribuye a una decisión informada.

Implicar al paciente en el proceso de toma de decisiones

La toma de decisiones compartida significa que el paciente participa activamente en el proceso de toma de decisiones. Las enfermeras tienen en cuenta las opiniones, preferencias y valores del paciente y le animan a expresar sus elecciones en función de su propio bienestar.

Escuchar atentamente y respetar las opiniones

Las enfermeras escuchan atentamente las opiniones y preferencias del paciente. Respetan las decisiones del paciente, aunque difieran de las del profesional sanitario, y colaboran para encontrar un plan de cuidados que sea aceptable para todas las partes.

Documentar el consentimiento informado

El consentimiento informado debe documentarse adecuadamente en la historia clínica del paciente. Las enfermeras se aseguran de que las conversaciones, las opciones de tratamiento y las decisiones tomadas se registran con precisión y detalle.

Colaboración interdisciplinar

La toma de decisiones compartida puede implicar a varios profesionales sanitarios, sobre todo en el caso de pacientes ancianos con problemas de salud complejos. Las enfermeras trabajan con otros miembros del equipo médico para garantizar que se tiene en cuenta toda la información necesaria.

Evaluación continua de las opciones de tratamiento
Las opciones de tratamiento pueden cambiar con el tiempo en función del estado de salud del paciente. Los enfermeros reevalúan periódicamente las opciones de tratamiento con el paciente y su familia para asegurarse de que siguen siendo coherentes con las necesidades y preferencias actuales del paciente.

En resumen, el consentimiento informado y la toma de decisiones compartida son principios cruciales en los cuidados geriátricos. Las enfermeras explican las opciones de tratamiento, respetan el derecho de rechazo, aclaran las preguntas, implican al paciente, escuchan atentamente, documentan las decisiones, colaboran con otros profesionales y reevalúan periódicamente las opciones de tratamiento. Este enfoque garantiza que los pacientes ancianos participen activamente en sus cuidados y que las decisiones que se tomen estén en consonancia con sus valores y preferencias.

- **Gestión de la información médica confidencial**
La confidencialidad de la información médica es un elemento esencial de una asistencia sanitaria ética y respetuosa. Las enfermeras deben tomar medidas rigurosas para garantizar la confidencialidad de la información médica de los pacientes ancianos y proteger su derecho a la intimidad.

Cumplimiento de las normas de confidencialidad
Las enfermeras deben cumplir las normas y reglamentos relativos a la confidencialidad de los datos médicos, como

la ley de protección de datos personales y las políticas internas del establecimiento sanitario.

Acceso restringido a la información
La información médica sólo debe ser accesible a los profesionales sanitarios que estén directamente implicados en el cuidado del paciente. Las enfermeras se aseguran de que sólo los miembros autorizados del equipo médico tengan acceso a los historiales médicos.

Protección de la información electrónica
Si los historiales médicos se almacenan electrónicamente, las enfermeras toman medidas para proteger la información en línea de accesos no autorizados y violaciones de la seguridad de los datos.

Discusiones confidenciales
Al hablar de los cuidados con los pacientes ancianos, las enfermeras se aseguran de que estas conversaciones tengan lugar en zonas privadas donde otros pacientes o visitantes no puedan escuchar información confidencial.

Consentimiento para compartir información
Antes de compartir información médica con otros profesionales sanitarios, los enfermeros obtienen el consentimiento informado del paciente o de su representante legal, explicando claramente el motivo de la divulgación de la información.

Transmisión segura de la información
Cuando tienen que transmitir información médica por vía electrónica o telefónica, las enfermeras se aseguran de que los canales de comunicación son seguros y de que la información se transmite de forma confidencial.

Destrucción segura de documentos
Cuando los documentos médicos ya no son necesarios, las enfermeras se aseguran de que se destruyen de forma

segura para evitar cualquier riesgo de divulgación no autorizada.

Sensibilización y formación
Las enfermeras reciben formación periódica sobre las mejores prácticas en materia de confidencialidad de datos y conciencian a sus colegas y a otros miembros del equipo médico de la importancia de proteger la información médica.

En resumen, la gestión de la información médica confidencial es un aspecto crucial de los cuidados geriátricos. Las enfermeras se adhieren a las normas de confidencialidad, restringen el acceso a la información, protegen la información electrónica, mantienen conversaciones confidenciales, obtienen el consentimiento para compartir información, transmiten la información de forma segura, destruyen los documentos de forma segura y se forman para mantener unas prácticas de confidencialidad rigurosas. Este enfoque garantiza que la información médica de los pacientes ancianos se trate con respeto y se proteja adecuadamente.

Capítulo 7

Cuidados específicos de las enfermedades geriátricas

Enfermedades neurodegenerativas (Alzheimer, Parkinson, etc.)

- **Comprender las enfermedades neurodegenerativas comunes**

Las enfermedades neurodegenerativas, como la demencia y la enfermedad de Parkinson, son frecuentes en las personas mayores y plantean retos asistenciales particulares. Las enfermeras deben conocer a fondo estas enfermedades para proporcionar unos cuidados adaptados y de alta calidad.

Demencia
Demencia es un término general que
La demencia engloba una serie de trastornos caracterizados por el deterioro progresivo de la función cognitiva. Las formas más comunes de demencia incluyen la enfermedad de Alzheimer, la demencia con cuerpos de Lewy, la demencia frontotemporal y la demencia vascular. Las enfermeras deben conocer los síntomas, las fases de progresión y los retos de la demencia para proporcionar un apoyo adecuado a los pacientes y sus familias.

Enfermedad de Parkinson
La enfermedad de Parkinson es un trastorno neurodegenerativo que afecta al control del movimiento y puede provocar temblores, rigidez muscular y problemas de equilibrio. Los enfermeros deben conocer los síntomas motores y no motores de la enfermedad de Parkinson, así como los tratamientos disponibles, para ayudar a los pacientes a controlar sus síntomas a diario.

Enfermedades relacionadas
Además de la demencia y la enfermedad de Parkinson, existen otras enfermedades neurodegenerativas relacionadas, como la parálisis supranuclear progresiva, la esclerosis lateral amiotrófica (enfermedad de Lou Gehrig) y

la corea de Huntington. Las enfermeras deben conocer estas afecciones y sus características específicas para poder proporcionar los cuidados adecuados.

Síntomas e impacto en la vida diaria
Las enfermeras deben comprender los síntomas específicos asociados a las enfermedades neurodegenerativas, como el deterioro cognitivo, los problemas de movilidad, los cambios emocionales y de comportamiento, y sus efectos en la vida diaria de los pacientes.

Enfoques de gestión y tratamiento
Las enfermedades neurodegenerativas requieren enfoques multidisciplinares para su gestión y tratamiento. Las enfermeras deben estar familiarizadas con las intervenciones farmacológicas, las terapias no farmacológicas, los programas de rehabilitación y las estrategias de apoyo para mejorar la calidad de vida de los pacientes.

Apoyo a cuidadores y familias
Las enfermedades neurodegenerativas tienen un impacto significativo en los familiares y cuidadores de los pacientes. Las enfermeras deben ser capaces de proporcionar apoyo emocional, información sobre los recursos disponibles y estrategias de afrontamiento para ayudar a las familias a afrontar los retos asociados a estas enfermedades.

Ética y toma de decisiones
Las enfermeras deben ser conscientes de las cuestiones éticas asociadas a las enfermedades neurodegenerativas, como el consentimiento informado, el final de la vida y los deseos de un tratamiento precoz. Deben trabajar en colaboración con los pacientes, las familias y los equipos médicos para tomar decisiones respetuosas y acordes con los valores de los pacientes.

En resumen, comprender las enfermedades neurodegenerativas comunes es crucial para las enfermeras. Deben conocer las distintas enfermedades, sus síntomas, su impacto en la vida diaria, los enfoques de gestión y tratamiento, así como las necesidades de apoyo de los pacientes y sus familias. Este conocimiento profundo permite a las enfermeras ofrecer unos cuidados compasivos y adecuados a los pacientes con enfermedades neurodegenerativas.

- **Enfoques asistenciales para gestionar los síntomas cognitivos y motores**

Los síntomas cognitivos y motores asociados a las enfermedades neurodegenerativas pueden tener un impacto significativo en la calidad de vida de los pacientes ancianos. Las enfermeras desempeñan un papel esencial en la aplicación de enfoques de cuidados adaptados para aliviar estos síntomas y mejorar el bienestar de los pacientes.

Manejo de los síntomas cognitivos
- **Estimulación cognitiva:** Las enfermeras pueden organizar actividades estimulantes para mantener la cognición de los pacientes, como rompecabezas, juegos de memoria y conversaciones amenas.
- **Terapias no farmacológicas:** Enfoques como la terapia ocupacional y la musicoterapia pueden ayudar a mantener la función cognitiva y reducir los problemas de comportamiento.
- **Entorno adaptado:** Crear un entorno familiar y estructurado puede reducir la confusión y la agitación en pacientes con síntomas cognitivos.

Manejo de los síntomas motores
- **Ejercicios de movilidad:** Las enfermeras pueden aplicar programas de ejercicios de movilidad para

ayudar a mantener la fuerza muscular, la flexibilidad y el equilibrio de los pacientes.

- **Terapias físicas: La** fisioterapia y la terapia ocupacional pueden ayudar a mejorar la coordinación motora y minimizar los problemas de movilidad.
- **Adaptaciones del entorno:** Modificar el entorno para minimizar el riesgo de caídas, como eliminar obstáculos y añadir rampas, puede mejorar la seguridad del paciente.

Terapias farmacológicas

Las enfermeras deben conocer los fármacos utilizados para tratar los síntomas cognitivos y motores de las enfermedades neurodegenerativas. Deben vigilar cuidadosamente los efectos de los fármacos, estar atentos a cualquier efecto secundario y colaborar con los médicos para ajustar los tratamientos si es necesario.

Intervenciones conductuales

Para los síntomas conductuales y psicológicos asociados a la demencia, las enfermeras pueden aplicar intervenciones conductuales como la redirección, la validación emocional y la comunicación tranquilizadora.

Educación del paciente y la familia

Las enfermeras desempeñan un papel crucial a la hora de educar a los pacientes y a sus familias sobre los enfoques de gestión de los síntomas. Explican las intervenciones que se han puesto en marcha, proporcionan consejos prácticos para el manejo en casa y ofrecen apoyo emocional.

Colaboración interdisciplinar

El tratamiento de los síntomas cognitivos y motores requiere a menudo una estrecha colaboración con otros profesionales sanitarios, como médicos, fisioterapeutas, terapeutas ocupacionales y psicólogos. Las enfermeras trabajan en equipo para coordinar los cuidados y optimizar los resultados de los pacientes.

En resumen, las enfermeras desempeñan un papel fundamental en la gestión de los síntomas cognitivos y motores asociados a las enfermedades neurodegenerativas. Aplican enfoques asistenciales como la estimulación cognitiva, las terapias no farmacológicas, la adaptación del entorno, las intervenciones conductuales y las terapias farmacológicas. También educan a pacientes y familiares, colaboran con otros profesionales sanitarios y proporcionan apoyo continuo para mejorar la calidad de vida de los pacientes ancianos con estas enfermedades.

- **Apoyo a pacientes y familiares a lo largo de la progresión de la enfermedad**

Las enfermedades neurodegenerativas suelen caracterizarse por una progresión lenta y compleja. Las enfermeras desempeñan un papel vital en la prestación de apoyo continuo a los pacientes y sus familias a lo largo de esta trayectoria, abordando los retos emocionales, físicos y prácticos que surgen.

Educación sobre la enfermedad

Desde el momento del diagnóstico, las enfermeras proporcionan información detallada sobre la enfermedad, sus síntomas, su evolución probable y las opciones de tratamiento disponibles. Esto ayuda a pacientes y familiares a comprender qué esperar y a gestionar mejor los cambios que se avecinan.

Apoyo emocional

Es probable que los pacientes y sus familias experimenten emociones complejas, como miedo, frustración, tristeza e ira, a medida que avanza la enfermedad. Las enfermeras ofrecen una escucha atenta, apoyo emocional y consejos para ayudar a sobrellevar estas emociones.

Ayuda a la planificación

Las enfermeras ayudan a pacientes y familiares a planificar con antelación cuestiones financieras, legales y médicas. Esto puede incluir la planificación de los cuidados futuros, la designación de un apoderado en caso de incapacidad y el acceso a recursos de apoyo.

Adaptación a las necesidades cambiantes

A medida que la enfermedad progresa, las necesidades de los pacientes y sus familias también cambian. Las enfermeras supervisan cuidadosamente estos cambios y ajustan las intervenciones de apoyo en consecuencia.

Red de apoyo

Las enfermeras ayudan a establecer una sólida red de apoyo para los pacientes y sus familias. Esto puede incluir vínculos con grupos de apoyo, terapeutas especializados, servicios de ayuda a domicilio y otros profesionales sanitarios.

Gestión de las transiciones asistenciales

A medida que la enfermedad avanza, los pacientes pueden necesitar transiciones entre distintos niveles de cuidados, como el hogar, la residencia de ancianos y los cuidados paliativos. Las enfermeras coordinan estas transiciones para garantizar la continuidad de los cuidados y una adaptación sin problemas.

Ayudar a las familias a prepararse para el final de la vida

Las enfermeras ayudan a las familias a prepararse para el final de la vida proporcionándoles información sobre los cuidados paliativos, las opciones de cuidados al final de la vida y fomentando las conversaciones sobre los deseos de tratamiento y las decisiones anticipadas.

Afrontar la pérdida y el duelo

Cuando la enfermedad alcanza una fase avanzada, las enfermeras proporcionan apoyo para ayudar a las familias a afrontar la pérdida y el duelo. Esto puede incluir recursos de apoyo al duelo, servicios funerarios y escucha compasiva.

En resumen, apoyar a los pacientes y a sus familias a lo largo de la progresión de la demencia es un aspecto crucial de los cuidados geriátricos. Las enfermeras proporcionan educación en profundidad, apoyo emocional, ayuda en la planificación, adaptación a las necesidades cambiantes, una red de apoyo, gestión de las transiciones asistenciales, preparación para el final de la vida y apoyo en el duelo. Este enfoque holístico ayuda a mejorar la calidad de vida de los pacientes y proporciona un apoyo esencial a las familias durante esta difícil etapa.

Trastornos cardiovasculares y metabólicos

- **Tratamiento de la hipertensión en los ancianos**
La hipertensión, o tensión arterial alta, es un problema de salud común entre las personas mayores. Como enfermera, usted desempeña un papel clave en el tratamiento de la hipertensión en esta población vulnerable.

Comprender la hipertensión en los ancianos
Es esencial comprender cómo se manifiesta la hipertensión en las personas mayores, ya que puede diferir de los casos más jóvenes. Los objetivos de tensión arterial pueden ajustarse en función de la edad y de los problemas de salud subyacentes.

Evaluación y cribado periódicos
Como enfermera, usted controla regularmente la tensión arterial de los pacientes ancianos e identifica las fluctuaciones o elevaciones. Las mediciones precisas y el

mantenimiento de registros son esenciales para evaluar la progresión de la hipertensión.

Cambios en el estilo de vida
El primer paso para controlar la hipertensión en las personas mayores suele ser fomentar cambios saludables en el estilo de vida, como adoptar una dieta equilibrada, reducir el consumo de sal, hacer ejercicio con regularidad y controlar el estrés.

Medicamentos antihipertensivos
Cuando las medidas relacionadas con el estilo de vida no son suficientes para controlar la tensión arterial, pueden recetarse fármacos antihipertensivos. Las enfermeras desempeñan un papel crucial a la hora de administrar estos fármacos de acuerdo con las prescripciones médicas, controlar los efectos secundarios y educar a los pacientes sobre su uso.

Seguimiento regular y ajustes del tratamiento
Los ancianos requieren un seguimiento regular para evaluar la eficacia de los tratamientos antihipertensivos. Como enfermera, usted vigila los cambios en la tensión arterial y los efectos de la medicación, y colabora con los médicos para ajustar el tratamiento si es necesario.

Controlar los efectos secundarios y las interacciones de los medicamentos
Algunos fármacos antihipertensivos pueden tener efectos secundarios, que pueden ser más problemáticos en los ancianos. Las enfermeras vigilan estos efectos, aconsejan cómo mitigarlos y se aseguran de que no haya interacciones negativas entre los medicamentos.

Educación y autonomía del paciente
Además de administrar la medicación, las enfermeras desempeñan un papel clave en la educación de los pacientes ancianos sobre la hipertensión, los riesgos

asociados y las medidas que pueden tomar para controlar su tensión arterial de forma independiente.

Coordinación con otros profesionales sanitarios
El tratamiento de la hipertensión en los ancianos requiere a menudo la coordinación con otros profesionales sanitarios, como médicos, dietistas y fisioterapeutas. Las enfermeras trabajan en equipo para optimizar los resultados de los pacientes.

En resumen, el tratamiento de la hipertensión en los ancianos implica una combinación de modificaciones del estilo de vida, medicación antihipertensiva y seguimiento regular. Las enfermeras desempeñan un papel crucial a la hora de evaluar, educar, administrar la medicación, controlar los efectos secundarios y capacitar a los pacientes para gestionar mejor su salud cardiovascular.

- **Control de la diabetes tipo 2 y los trastornos lipídicos**

El control de la diabetes de tipo 2 y de los trastornos lipídicos es esencial para prevenir las complicaciones cardiovasculares en los ancianos. Como enfermera, usted desempeña un papel importante en el control de estas afecciones y en la mejora de la salud general de los pacientes.

Comprender la diabetes tipo 2 en las personas mayores
Comprender cómo se presenta la diabetes tipo 2 en las personas mayores es crucial, ya que los síntomas pueden ser sutiles y el riesgo de complicaciones mayor. Las enfermeras deben ser conscientes de las diferencias en la presentación y el tratamiento en comparación con otros grupos de edad.

Evaluación y supervisión periódicas

Como enfermera, usted lleva a cabo evaluaciones periódicas de los perfiles de glucosa y lípidos en sangre de los pacientes ancianos. Estas mediciones son esenciales para controlar los cambios en los niveles de glucosa y lípidos en sangre y ajustar el tratamiento en consecuencia.

Control de la diabetes tipo 2

Las enfermeras desempeñan un papel esencial en la administración de fármacos antidiabéticos, el control de los niveles de glucosa en sangre, la educación de los pacientes sobre el autocontrol y la promoción del cumplimiento de las dietas y los planes de control de la diabetes.

Gestión de los trastornos lipídicos

El tratamiento de los trastornos lipídicos suele implicar la prescripción de fármacos hipolipemiantes, como las estatinas. Las enfermeras vigilan los efectos de estos fármacos, educan a los pacientes sobre su uso y están atentas a los posibles efectos secundarios.

Educación y fomento de la autogestión

Además de administrar la medicación, las enfermeras educan a los pacientes sobre la diabetes de tipo 2, los trastornos lipídicos y los pasos que deben dar para controlar su enfermedad de forma independiente. Esto puede incluir la gestión de la dieta, la actividad física y el autocontrol.

Prevención de complicaciones

Las enfermeras desempeñan un papel crucial a la hora de enseñar a los pacientes las medidas para prevenir las complicaciones de la diabetes, como la vigilancia de los pies, la prevención de infecciones y la reducción del riesgo cardiovascular.

Coordinación con otros profesionales sanitarios
El tratamiento de la diabetes de tipo 2 y los trastornos lipídicos requiere a menudo la colaboración con otros profesionales sanitarios, como endocrinólogos, dietistas y fisioterapeutas. Las enfermeras trabajan en equipo para proporcionar una atención integral.

En resumen, el tratamiento de la diabetes tipo 2 y los trastornos lipídicos en los ancianos implica un seguimiento regular, la administración de medicación, la educación del paciente en el autocontrol, la prevención de complicaciones y la coordinación con otros profesionales sanitarios. Las enfermeras desempeñan un papel crucial en la promoción de la salud cardiovascular y la prevención de complicaciones en los pacientes ancianos con estas afecciones.

- **Prevención de las enfermedades cardiovasculares mediante intervenciones específicas**

La prevención de las enfermedades cardiovasculares es de vital importancia en las personas mayores, ya que es más probable que presenten factores de riesgo y antecedentes de problemas cardiacos. Como enfermera, usted desempeña un papel fundamental en la aplicación de intervenciones específicas destinadas a reducir los riesgos cardiovasculares.

Evaluación de los factores de riesgo cardiovascular
Las enfermeras realizan evaluaciones en profundidad de los factores de riesgo cardiovascular en los ancianos, como la hipertensión, la diabetes, la hipercolesterolemia, el tabaquismo, la obesidad y los antecedentes familiares. Esta evaluación orienta la aplicación de intervenciones específicas.

Promover una alimentación sana

Como enfermera, usted proporciona asesoramiento nutricional adaptado a las necesidades de los ancianos para reducir el riesgo cardiovascular. Esto puede incluir recomendaciones sobre la reducción de la ingesta de sal, el fomento del consumo de fruta, verdura y cereales integrales, y la gestión de las raciones de comida.

Fomentar la actividad física

Las enfermeras animan a los pacientes ancianos a mantener un estilo de vida activo, recomendándoles ejercicios adecuados a su nivel de forma física y capacidad. La actividad física regular ayuda a mantener la salud cardiovascular y a reducir el riesgo de cardiopatías.

Sensibilización sobre el abandono del tabaco

Si un paciente fuma, usted desempeña un papel vital a la hora de concienciarle sobre los riesgos de fumar y apoyarle para que deje de hacerlo. Puede proporcionar recursos, estrategias y apoyo emocional para ayudar a los pacientes a dejar de fumar.

Gestión de fármacos cardiovasculares

Como enfermera, usted ayuda a los pacientes a entender su medicación cardiovascular, a seguir las prescripciones médicas y a vigilar los posibles efectos secundarios. Una gestión adecuada de la medicación puede reducir el riesgo de complicaciones cardiovasculares.

Educación sobre la gestión del estrés

Las enfermeras proporcionan estrategias de gestión del estrés a las personas mayores, ya que el estrés crónico puede tener efectos negativos en la salud cardiovascular. Las técnicas de relajación, la meditación y la gestión emocional son herramientas útiles para reducir el estrés.

Control y seguimiento regulares

Controle regularmente los factores de riesgo cardiovascular en los pacientes ancianos y ajuste las intervenciones en consecuencia. Un seguimiento cuidadoso es crucial para mantener una salud cardiovascular óptima.

Educación del paciente y la familia

Como enfermera, usted educa a los pacientes y a sus familias sobre las medidas para prevenir las enfermedades cardiovasculares, los signos de alarma y qué hacer en caso de que surja un problema.

En resumen, la prevención de las enfermedades cardiovasculares en los ancianos requiere un enfoque multidisciplinar que incluya asesoramiento nutricional, fomento de la actividad física, promoción del abandono del tabaco, gestión de la medicación y control del estrés. Las enfermeras desempeñan un papel crucial en la aplicación de estas intervenciones específicas para reducir los riesgos cardiovasculares y mejorar la salud general de los pacientes ancianos.

Patologías osteoarticulares y respiratorias

- **Tratamiento de la artrosis y la osteoporosis en los ancianos**

La artrosis y la osteoporosis son problemas de salud comunes en las personas mayores que pueden conducir a una reducción de la calidad de vida y a la pérdida de independencia. Como enfermera, usted desempeña un papel importante en el tratamiento de estas afecciones y en la mejora del bienestar de los pacientes.

Comprender la artrosis y la osteoporosis en las personas mayores

Es esencial comprender las características específicas de la artrosis (degeneración del cartílago) y la osteoporosis (pérdida de densidad ósea) en las personas mayores. Esto permite poner en marcha intervenciones de gestión adaptadas a su situación.

Evaluación del dolor y la funcionalidad

Los enfermeros evalúan regularmente el dolor y la funcionalidad de los pacientes con artrosis y osteoporosis. Esto ayuda a controlar el progreso de la afección y a adaptar las intervenciones en consecuencia.

Tratamiento del dolor

El tratamiento del dolor es fundamental en el tratamiento de la artrosis y la osteoporosis. Las enfermeras colaboran con los médicos para administrar los analgésicos adecuados, controlar los efectos secundarios y ayudar a los pacientes a controlar su dolor a diario.

Fomentar la actividad física adaptada

Una actividad física adecuada desempeña un papel crucial en el tratamiento de la artrosis y la osteoporosis. Los enfermeros recomiendan ejercicios que fortalezcan los músculos, mejoren la flexibilidad y preserven la densidad ósea, evitando al mismo tiempo movimientos que puedan agravar el dolor.

Educación sobre cambios en el estilo de vida

Como enfermera, usted educa a los pacientes sobre los cambios en el estilo de vida que pueden ayudar a controlar la artrosis y la osteoporosis, como el control del peso, una dieta rica en calcio y vitamina D y la reducción de los factores de riesgo.

Prevención de caídas y fracturas

Los pacientes con osteoporosis tienen más probabilidades de sufrir fracturas, sobre todo de cadera. Las enfermeras ofrecen consejos para prevenir las caídas, como añadir alfombrillas antideslizantes, utilizar ayudas para caminar y concienciar sobre los riesgos del entorno.

Gestión de la medicación

Pueden recetarse ciertos fármacos para ralentizar la progresión de la osteoporosis o aliviar el dolor asociado a la artrosis. Los enfermeros administran estos fármacos de acuerdo con las prescripciones médicas, controlan los efectos secundarios y educan a los pacientes sobre su uso.

Apoyo emocional y educación

El manejo de la artrosis y la osteoporosis puede tener un impacto emocional en los pacientes ancianos. Las enfermeras ofrecen apoyo emocional, responden a preguntas y proporcionan una educación en profundidad para ayudar a los pacientes a comprender y gestionar mejor su enfermedad.

En resumen, el tratamiento de la artrosis y la osteoporosis en los ancianos implica un enfoque integral que incluye el tratamiento del dolor, el fomento de la actividad física adaptada, la educación sobre las modificaciones del estilo de vida, la prevención de caídas y fracturas, la gestión de la medicación y el apoyo emocional. Las enfermeras desempeñan un papel esencial en la promoción de la calidad de vida y la independencia de los pacientes con estas afecciones.

- **Prevención y tratamiento de las infecciones respiratorias**

Las infecciones respiratorias, como la neumonía y la bronquitis, pueden tener graves consecuencias para los ancianos debido al debilitamiento de su sistema inmunitario y a su fragilidad. Como enfermera, usted desempeña un papel importante en la prevención y el tratamiento de estas infecciones.

Sensibilización sobre la importancia de la vacunación
Las enfermeras desempeñan un papel crucial a la hora de concienciar a los pacientes ancianos de la importancia de la vacunación contra la gripe y la neumonía. También administran las vacunas de acuerdo con las directrices médicas.

Educación en higiene respiratoria
Las enfermeras educan a los pacientes sobre las medidas de higiene respiratoria, como lavarse las manos con frecuencia, utilizar pañuelos desechables y cubrirse la boca y la nariz al toser o estornudar.

Vigilancia y detección precoz de los síntomas
Las enfermeras vigilan cuidadosamente a los pacientes para detectar los primeros signos de infecciones respiratorias, como fiebre, tos, congestión y dificultad para respirar. Una detección precoz significa una intervención rápida.
Precauciones de aislamiento y transmisión
En caso de infección respiratoria, las enfermeras aplican medidas de aislamiento y precauciones de transmisión para evitar que la infección se propague a otros residentes o pacientes.

Administración de antibióticos y medicamentos
Si se confirma una infección bacteriana, las enfermeras administran los antibióticos prescritos de acuerdo con las prescripciones médicas. También controlan los efectos secundarios y la eficacia del tratamiento.

Fomentar la hidratación y la movilidad
Una hidratación y movilización adecuadas son importantes para prevenir las complicaciones respiratorias. Las enfermeras animan a los pacientes a beber suficientes líquidos y a mantener una actividad física ligera, a menos que el médico recomiende lo contrario.

Educación para el autocuidado
Las enfermeras educan a los pacientes en medidas de autocuidado para controlar los síntomas respiratorios en casa, como utilizar un humidificador, elevar la cabeza durante el sueño y controlar la tos.

Trabajar con médicos y otros profesionales sanitarios
La prevención y el tratamiento de las infecciones respiratorias requieren una estrecha colaboración con médicos, enfermeras y otros profesionales sanitarios. Las enfermeras se comunican regularmente para asegurarse de que se siguen los protocolos de atención.

En resumen, la prevención y el tratamiento de las infecciones respiratorias en los ancianos implican la concienciación sobre la importancia de la vacunación, la educación en higiene respiratoria, el control de los síntomas, la gestión de la medicación, el fomento de la hidratación y la movilización, la educación en autocuidados y la colaboración con otros profesionales sanitarios. Las enfermeras desempeñan un papel clave en la promoción de la salud respiratoria y la reducción del riesgo de infecciones en los pacientes ancianos.

* **Apoyo a la función respiratoria y la movilidad**
Apoyar la función respiratoria y la movilidad es esencial para las personas mayores, ya que puede ayudar a prevenir complicaciones respiratorias y a mantener su independencia. Como enfermera, usted desempeña un papel crucial en la aplicación de intervenciones para

mantener la salud respiratoria y la movilidad de los pacientes ancianos.

Evaluación de la función respiratoria
Las enfermeras evalúan regularmente la función respiratoria de los pacientes ancianos controlando su frecuencia respiratoria, la saturación de oxígeno y su capacidad para respirar cómodamente. Esto ayuda a identificar posibles problemas respiratorios.

Fomentar el ejercicio respiratorio
Los ejercicios respiratorios pueden ayudar a fortalecer los músculos respiratorios y mejorar la capacidad pulmonar. Los enfermeros guían a los pacientes a través de sencillos ejercicios respiratorios para mantener la función pulmonar.

Posicionamiento óptimo
Al ayudar a los pacientes a adoptar una posición cómoda para respirar, las enfermeras contribuyen a mejorar la eficacia de la respiración. Esto puede implicar ayudar a los pacientes a encontrar la posición ideal mientras duermen o están sentados.

Prevención de las infecciones respiratorias
Como ya se ha mencionado, las enfermeras desempeñan un papel importante en la prevención de las infecciones respiratorias, lo que puede ayudar a mantener la salud respiratoria de los pacientes ancianos.

Fomentar la movilidad
La movilidad está vinculada a la función respiratoria, ya que una movilidad reducida puede provocar un deterioro de la capacidad pulmonar. Las enfermeras animan a los pacientes a mantenerse activos, hacer ejercicios de movilidad y evitar el sedentarismo.

Gestión de ayudas a la movilidad

Si los pacientes utilizan ayudas para la movilidad como andadores o sillas de ruedas, las enfermeras les orientan sobre cómo utilizarlos de forma segura para mantener la movilidad y evitar complicaciones respiratorias.

Educación para prevenir complicaciones

Las enfermeras informan en profundidad a los pacientes y a sus familias sobre lo que pueden hacer para prevenir las complicaciones respiratorias y mantener la movilidad. Esto puede incluir consejos sobre la gestión del entorno, la importancia de la hidratación y de una dieta equilibrada, y la importancia de mantenerse activo.

Colaboración interdisciplinar

Promover la función respiratoria y la movilidad requiere la colaboración con otros profesionales sanitarios, como fisioterapeutas y neumólogos. Las enfermeras trabajan en equipo para desarrollar planes de cuidados integrales.

En resumen, el apoyo a la función respiratoria y la movilidad en los ancianos implica la evaluación de la función respiratoria, el fomento del ejercicio respiratorio, el posicionamiento óptimo, la prevención de las infecciones respiratorias, el fomento de la movilidad, la gestión de las ayudas para la movilidad, la educación sobre la prevención de complicaciones y la colaboración interdisciplinar. Las enfermeras desempeñan un papel fundamental en la promoción de la salud respiratoria y la movilidad para mejorar la calidad de vida de los pacientes ancianos.

Capítulo 8

Salud mental y bienestar psicosocial

Depresión, ansiedad y otros trastornos mentales comunes

- **Identificar los síntomas de la depresión y la ansiedad en los ancianos**

La salud mental de las personas mayores es tan importante como su salud física. La depresión y la ansiedad son problemas comunes, pero a menudo infradiagnosticados, en las personas mayores. Como enfermera, usted desempeña un papel crucial a la hora de identificar estos síntomas en una fase temprana para poder tratarlos adecuadamente.

Observaciones del comportamiento
Las enfermeras vigilan los cambios de comportamiento de los pacientes ancianos, como el retraimiento social, la pérdida de interés por actividades que antes disfrutaban, la disminución del apetito, los trastornos del sueño, el letargo y la irritabilidad. Estos cambios pueden indicar la presencia de depresión o ansiedad.

Evaluación del estado de ánimo
En el diálogo regular con los pacientes, las enfermeras toman nota de su estado de ánimo y les hacen preguntas abiertas para evaluar si se sienten tristes, desesperanzados, preocupados o agitados. Las fluctuaciones extremas del estado de ánimo pueden ser un signo de trastorno mental.

Evaluación de los síntomas físicos
La depresión y la ansiedad en los ancianos también pueden manifestarse en síntomas físicos como dolor crónico, dolores de cabeza, problemas gastrointestinales y fatiga. Los enfermeros consideran que estos síntomas son indicadores potenciales de trastornos mentales.

Interacción social y retraimiento
Los ancianos deprimidos o ansiosos pueden mostrar retraimiento social, evitar la interacción con los demás y mostrar signos de soledad. Las enfermeras observan estos cambios en los hábitos sociales para identificar riesgos.

Evaluación cognitiva y concentración
El deterioro de la concentración, la memoria y la toma de decisiones también pueden ser signos de depresión o ansiedad en los ancianos. Las enfermeras evalúan la cognición y la concentración para identificar posibles síntomas.

Comunicación abierta
Establecer una relación de confianza con los pacientes es esencial. Las enfermeras fomentan la comunicación abierta y están atentas a las expresiones de tristeza, desesperación, miedo o preocupación de los pacientes.

Uso de herramientas de evaluación validadas
Algunas herramientas de evaluación estandarizadas, como la Escala de Depresión Geriátrica (GDS) y el Inventario de Ansiedad Geriátrica (GAI), pueden ayudar al personal de enfermería a cuantificar la gravedad de los síntomas de depresión y ansiedad en los pacientes ancianos.

Trabajar con profesionales de la salud mental
Si se sospechan síntomas de depresión o ansiedad, las enfermeras colaboran con profesionales de la salud mental para realizar evaluaciones más profundas y planes de tratamiento adecuados.

En resumen, la identificación precoz de los síntomas de depresión y ansiedad en los ancianos implica la supervisión del comportamiento, la evaluación del estado de ánimo, los síntomas físicos, la interacción social, la cognición y la concentración, y una comunicación abierta. Las enfermeras desempeñan un papel esencial en la detección precoz de estos trastornos, para permitir un tratamiento adecuado y mejorar la calidad de vida de los pacientes ancianos.

- **Enfoques de tratamiento: terapias, medicación y apoyo psicológico**

Cuando se trata de tratar la depresión y la ansiedad en los ancianos, es esencial un enfoque holístico e individualizado. Como enfermera, usted desempeña un papel clave en la aplicación y coordinación de los diversos enfoques terapéuticos disponibles.

Terapias psicoterapéuticas

Las terapias psicoterapéuticas, como la terapia cognitivo-conductual (TCC), la terapia de apoyo y la terapia interpersonal, pueden ser eficaces para tratar la depresión y la ansiedad en las personas mayores. Trabajará con profesionales de la salud mental para coordinar estas intervenciones y proporcionar apoyo continuo.

Antidepresivos y ansiolíticos

En algunos casos, puede prescribirse medicación para ayudar a tratar la depresión y la ansiedad. Como enfermera, usted administra la medicación de acuerdo con las prescripciones médicas, controla los efectos secundarios y educa a los pacientes sobre su uso.

Apoyo psicológico y emocional

El apoyo psicológico y emocional es esencial para las personas mayores que luchan contra la depresión y la ansiedad. Como enfermera, usted escucha activamente las preocupaciones de los pacientes, les proporciona un espacio para expresar sus emociones y les anima a buscar recursos de apoyo, como grupos de apoyo o asesores de salud mental.

Fomentar el compromiso social

El aislamiento social puede empeorar los síntomas de la depresión y la ansiedad. Usted anima a los pacientes a mantener vínculos sociales, participar en actividades comunitarias y permanecer conectados con familiares y amigos.

Actividad física y bienestar mental

La actividad física regular está relacionada con la mejora del bienestar mental. Como enfermera, usted anima a los pacientes a mantenerse activos y a participar en actividades físicas adaptadas a su enfermedad.

Educación para la gestión del estrés y las emociones

La educación sobre la gestión del estrés, las emociones y las técnicas de relajación puede ayudar a los pacientes a hacer frente a la depresión y la ansiedad. Se enseñan estrategias como la respiración profunda, la meditación y la visualización.

Trabajar con el equipo asistencial

Como enfermera, trabaja en estrecha colaboración con el equipo asistencial, que incluye médicos, trabajadores sociales, terapeutas y asesores de salud mental, para desarrollar y ajustar los planes de tratamiento según las necesidades específicas de cada paciente.

Evaluación continua de la eficacia del tratamiento

Usted supervisa cuidadosamente la respuesta del paciente al tratamiento y mantiene conversaciones periódicas con el equipo asistencial para evaluar su eficacia. Si son necesarios ajustes, usted coordina los cambios de tratamiento en consecuencia.

En resumen, el tratamiento de la depresión y la ansiedad en los ancianos implica una combinación de enfoques, que incluyen terapias psicoterapéuticas, medicación, apoyo psicológico, fomento de la participación social, actividad física, educación sobre la gestión del estrés y las emociones, colaboración con el equipo asistencial y evaluación continua de la eficacia del tratamiento. Las enfermeras desempeñan un papel fundamental en la coordinación y aplicación de estos enfoques para mejorar la salud mental de los pacientes ancianos.

- **Aumentar la concienciación sobre los riesgos de suicidio y tomar las medidas adecuadas**

Sensibilizar sobre los riesgos de suicidio en las personas mayores es crucial para garantizar su seguridad y su bienestar mental. Las personas mayores también pueden ser vulnerables a los pensamientos suicidas y, como enfermera, es su responsabilidad reconocer las señales de alarma y poner en marcha las intervenciones adecuadas.

Señales de advertencia de suicidio en ancianos

Las enfermeras están formadas para reconocer los signos de advertencia del suicidio en los ancianos. Estos signos pueden incluir expresiones de desesperación, un deseo de morir, un marcado retraimiento social, regalos de posesiones personales, palabras o comportamientos suicidas indirectos, cambios repentinos en el estado de ánimo o en las actividades y signos de preparación para el suicidio.

Evaluación del riesgo de suicidio

Cuando se sospecha un riesgo de suicidio, las enfermeras llevan a cabo una evaluación en profundidad del riesgo formulando preguntas abiertas sobre los pensamientos suicidas, la planificación, la disponibilidad de recursos y el nivel de apoyo social. Esta evaluación ayuda a determinar el nivel de riesgo y la necesidad de una intervención inmediata.

Comunicación abierta y empática

Si un paciente anciano expresa pensamientos suicidas, es esencial que las enfermeras le presten un oído atento y empático. Los pacientes necesitan sentirse comprendidos y seguros para hablar de sus emociones.

Aplicación de un plan de seguridad

En colaboración con el equipo asistencial, las enfermeras elaboran un plan de seguridad para los pacientes con riesgo de suicidio. Este plan puede incluir contactos en caso de crisis, estrategias para gestionar los pensamientos suicidas y medidas específicas que deben tomarse en caso de crisis.

Implicar a familiares y amigos

Con el consentimiento del paciente, las enfermeras implican a la familia y a los allegados en el proceso de intervención. Proporcionan información sobre los signos de alarma y sobre cómo apoyar al paciente en riesgo.

Trabajar con profesionales de la salud mental

Los enfermeros trabajan en estrecha colaboración con profesionales de la salud mental, como psiquiatras y psicólogos, para desarrollar planes de tratamiento adecuados para los pacientes con riesgo de suicidio.

Atención médica y psicológica

Los pacientes con riesgo de suicidio pueden requerir cuidados médicos y psicológicos intensivos. Las enfermeras trabajan con el equipo asistencial para coordinar los cuidados necesarios y seguir de cerca la evolución del paciente.

Intervenciones de seguimiento

Tras una crisis suicida, las enfermeras mantienen un contacto regular con el paciente para vigilar su seguridad y bienestar. Ajustan los planes de tratamiento según sea necesario, en función de cómo evolucione la situación.

En resumen, concienciar sobre el riesgo de suicidio en los ancianos implica reconocer las señales de alarma, evaluar el riesgo, comunicarse abiertamente, poner en marcha un plan de seguridad, implicar a la familia, trabajar con profesionales de la salud mental, proporcionar atención médica y psicológica y tomar medidas de seguimiento. Las enfermeras desempeñan un papel esencial en la prevención del suicidio identificando a los pacientes de riesgo e implementando las intervenciones adecuadas para su seguridad y bienestar.

Aislamiento social y factores psicosociales

* **Impacto del aislamiento social en la salud mental de las personas mayores**

El aislamiento social es una de las principales preocupaciones para la salud mental de las personas mayores. Como enfermera, es importante comprender los efectos del aislamiento social en la salud mental de los pacientes ancianos y poner en marcha estrategias para mitigar estas consecuencias.

Mayor riesgo de depresión y ansiedad
El aislamiento social puede contribuir a aumentar el riesgo de depresión y ansiedad en las personas mayores. La falta de contacto social significativo puede provocar sentimientos de soledad, tristeza y preocupación.

Reducción de la autoestima y la confianza en sí mismo
Cuando las personas mayores se sienten aisladas, pueden tender a percibir un descenso de su autoestima y de la confianza en sí mismas. La falta de interacción social positiva puede conducir a una autopercepción negativa.

Mayor riesgo de deterioro cognitivo

Los estudios han demostrado que el aislamiento social puede estar relacionado con un deterioro cognitivo acelerado en las personas mayores. La falta de estimulación mental y de interacción social puede contribuir a un deterioro cognitivo más rápido.

Impacto en la calidad del sueño

El aislamiento social puede alterar los patrones de sueño de las personas mayores. La falta de interacción social puede provocar trastornos del sueño como el insomnio, que a su vez puede tener un impacto negativo en la salud mental.

Mayor riesgo de problemas de salud física

El aislamiento social está relacionado con un mayor riesgo de sufrir problemas de salud física como enfermedades cardiacas, diabetes e hipertensión. Estos problemas de salud física también pueden influir en la salud mental.

Sentimientos de desesperación

La falta de vínculos sociales significativos puede contribuir a generar sentimientos de desesperanza en las personas mayores. Pueden sentirse abandonados y luchar por encontrar un sentido a sus vidas.

Reducción de la calidad de vida en general

El aislamiento social puede provocar una reducción de la calidad de vida general de las personas mayores. La pérdida de interacciones sociales significativas puede influir en su bienestar general y su satisfacción vital.

Intervenciones para reducir el aislamiento social

Las enfermeras desempeñan un papel esencial en la reducción del aislamiento social de las personas mayores. Promueven la interacción social organizando actividades en grupo, fomentando la participación en actos comunitarios y facilitando los vínculos con familiares y amigos.

En resumen, el aislamiento social puede tener graves consecuencias para la salud mental de las personas mayores, como un mayor riesgo de depresión, una menor autoestima, un mayor riesgo de deterioro cognitivo, trastornos del sueño y una menor calidad de vida. Las enfermeras desempeñan un papel clave en la prevención y el alivio del aislamiento social fomentando la interacción social e implementando intervenciones para promover el bienestar mental de los pacientes ancianos.

- **Estrategias para fomentar la interacción social y la participación comunitaria**

Fomentar la interacción social y la participación en la comunidad es clave para reducir el aislamiento social entre los ancianos. Como enfermera, usted desempeña un papel fundamental en la aplicación de estrategias para mantener vínculos sociales significativos y fomentar la integración en la comunidad.

Evaluación de las necesidades individuales

Cada paciente anciano tiene necesidades y preferencias únicas en cuanto a interacción social y participación en la comunidad. Las enfermeras evalúan los intereses, capacidades y preferencias de cada paciente para desarrollar estrategias adecuadas.

Organizar actividades en grupo

Las actividades de grupo brindan una excelente oportunidad para que las personas mayores conecten entre sí. Las enfermeras organizan sesiones de grupo, talleres, juegos y eventos para fomentar la interacción social y crear un entorno de apoyo.

Fomentar la participación en actos comunitarios
Las enfermeras informan a los pacientes sobre eventos comunitarios como ferias, conferencias, grupos de debate y actividades culturales. Facilitan la participación organizando el transporte si es necesario.

Promover actividades intergeneracionales
La interacción con personas de distintas generaciones puede ser beneficiosa para las personas mayores. Las enfermeras fomentan las relaciones intergeneracionales organizando programas en los que participen niños, adolescentes y adultos jóvenes.

Utilizar la tecnología para mantener los vínculos
La tecnología puede ser una poderosa herramienta para mantener los vínculos sociales. Las enfermeras ayudan a los pacientes a utilizar las redes sociales, las videollamadas y las aplicaciones de comunicación para mantenerse en contacto con sus familiares y amigos.

Creación de clubes y grupos de interés
Los clubes y grupos de interés permiten a las personas mayores reunirse en torno a pasiones compartidas. Las enfermeras facilitan la creación de clubes de lectura, grupos de senderismo, círculos de punto y otras actividades basadas en los intereses de los pacientes.

Apoyo a la participación en actividades religiosas o espirituales
Para las personas mayores que son religiosas o espirituales, la participación en actividades religiosas puede ser un medio importante de interacción social. Las enfermeras fomentan y apoyan la participación en estas actividades.

Crear una red de apoyo familiar y social
En colaboración con la familia y los amigos íntimos, las enfermeras crean una red de apoyo para los pacientes.

Animan a familiares y amigos a visitarles regularmente y a mantener los vínculos con los pacientes.

En resumen, fomentar la interacción social y la participación comunitaria en las personas mayores requiere estrategias adaptadas a las necesidades individuales, como la organización de actividades en grupo, la promoción de actos comunitarios, la creación de clubes, el uso de la tecnología, la facilitación de las relaciones intergeneracionales y el apoyo a las actividades religiosas. Las enfermeras desempeñan un papel esencial en la aplicación de estas estrategias para promover el bienestar mental y emocional de los pacientes ancianos.

• Gestión del duelo y del proceso de envejecimiento
El duelo y el proceso de envejecimiento son aspectos inevitables de la vida, pero pueden ser especialmente complejos para las personas mayores. Como enfermera, usted desempeña un papel importante en la gestión del duelo y en el apoyo a los pacientes durante el proceso de envejecimiento.

Duelo y pérdida relacionados con la edad
A medida que las personas mayores pierden amigos, familiares y parejas, el duelo puede convertirse en una parte más frecuente de su experiencia. Las enfermeras deben ser sensibles a estas pérdidas y proporcionar el apoyo emocional adecuado.

Facilitar las conversaciones sobre el final de la vida
Las enfermeras desempeñan un papel crucial a la hora de facilitar las conversaciones sobre el final de la vida. Proporcionan información sobre las opciones de cuidados paliativos, ayudan a los pacientes a expresar sus deseos sobre el final de la vida y trabajan con los médicos para desarrollar planes de cuidados acordes con estos deseos.

Apoyo emocional y psicológico
Las personas mayores pueden experimentar una serie de emociones asociadas al envejecimiento y la pérdida. Las enfermeras ofrecen apoyo emocional escuchando las preocupaciones de los pacientes, validando sus sentimientos y proporcionando consejos para gestionar las emociones.

Promover la aceptación del proceso de envejecimiento
El proceso de envejecimiento puede dar lugar a sentimientos de ansiedad y pérdida de control. Las enfermeras ayudan a los pacientes a promover la aceptación del envejecimiento destacando los aspectos positivos de esta fase de la vida y fomentando la participación en actividades significativas.

Recursos de apoyo psicosocial
Las enfermeras conocen los recursos comunitarios y los grupos de apoyo disponibles para las personas mayores. Ayudan a los pacientes a acceder a estos recursos, lo que puede fomentar el intercambio de experiencias y la creación de vínculos con otras personas en situaciones similares.

Educación sobre los cambios físicos y emocionales
Las enfermeras desempeñan un papel educativo informando a los pacientes sobre los cambios físicos y emocionales asociados al envejecimiento. Esta educación puede ayudar a los pacientes a comprender mejor los retos a los que se enfrentan y a desarrollar estrategias para superarlos.

Fomentar la expresión creativa
La expresión creativa, como el arte, la escritura y la música, puede ser una forma poderosa para que las personas mayores canalicen sus emociones y encuentren consuelo. Las enfermeras fomentan la exploración de estas formas de expresión.

<u>Sensibilizar sobre la importancia de la salud mental</u>
Las enfermeras conciencian a los pacientes de la importancia de la salud mental y de buscar apoyo cuando sea necesario. Desestigmatizan los problemas de salud mental y animan a los pacientes a buscar ayuda cuando la necesitan.

En resumen, gestionar el duelo y el proceso de envejecimiento en las personas mayores requiere apoyo emocional, conversaciones abiertas sobre el final de la vida, promover la aceptación del envejecimiento, acceso a recursos de apoyo psicosocial, educación sobre los cambios físicos y emocionales, fomentar la expresión creativa y concienciar sobre la importancia de la salud mental. Las enfermeras desempeñan un papel clave a la hora de proporcionar este apoyo para promover el bienestar psicosocial de los pacientes ancianos.

Enfoques terapéuticos y apoyo emocional

- **Terapias cognitivo-conductuales adaptadas a la población anciana**
Las terapias cognitivo-conductuales (TCC) son enfoques psicológicos eficaces para tratar diversos problemas de salud mental. Cuando se adaptan a la población mayor, las TCC pueden desempeñar un papel importante en la promoción de la salud mental y el bienestar. Como enfermera, puede trabajar con profesionales de la salud mental para aplicar estas terapias.

Comprender la TCC
La TCC se basa en el principio de que los pensamientos, las emociones y los comportamientos están interconectados y pueden influir en el bienestar mental. Las enfermeras deben comprender los fundamentos de la

TCC para poder explicar estos conceptos a los pacientes ancianos.

Adaptación a las necesidades de los pacientes ancianos
Las enfermeras y los profesionales de la salud mental adaptan las TCC para tener en cuenta las particularidades de los pacientes ancianos. Esto puede incluir tener en cuenta los cambios cognitivos, reducir la duración de las sesiones y utilizar ejemplos relevantes para su generación.

Tratamiento de la depresión y la ansiedad
La TCC puede utilizarse para tratar la depresión y la ansiedad en las personas mayores. Los enfermeros trabajan con los terapeutas para enseñar a los pacientes habilidades de gestión del estrés, resolución de problemas y reevaluación de los pensamientos negativos.

Gestión de los trastornos del sueño
Los trastornos del sueño son frecuentes en las personas mayores y pueden repercutir en la salud mental. Una TCC adecuada puede ayudar a los pacientes a desarrollar rutinas de sueño saludables y a controlar el insomnio.

Reducción de los síntomas cognitivos
La TCC también puede ayudar a reducir síntomas cognitivos como la rumiación y la confusión en las personas mayores. Las enfermeras pueden animar a los pacientes a identificar los pensamientos negativos y sustituirlos por otros más positivos.

Enseñar habilidades de resiliencia
La resiliencia es importante para afrontar los retos del envejecimiento. La TCC puede enseñar a los pacientes mayores habilidades de resiliencia como la flexibilidad cognitiva, la adaptabilidad y la búsqueda de apoyo.

Práctica de la atención plena
La atención plena es un componente importante de la TCC adaptada a la población anciana. Las enfermeras pueden guiar a los pacientes en las prácticas de atención plena para ayudarles a mantenerse presentes y gestionar el estrés.

Medir la eficacia de la TCC
Las enfermeras trabajan con profesionales de la salud mental para medir la eficacia de la TCC en pacientes ancianos. Evalúan los cambios emocionales, cognitivos y conductuales para adaptar el tratamiento si es necesario.

En resumen, las terapias cognitivo-conductuales adaptadas a la población anciana son herramientas eficaces para tratar la depresión, la ansiedad, los trastornos del sueño y los síntomas cognitivos. Las enfermeras desempeñan un papel esencial en la colaboración con los profesionales de la salud mental para aplicar estas terapias y en el seguimiento de su eficacia para promover el bienestar mental de los pacientes ancianos.

- **Apoyo emocional a pacientes y familiares**
El apoyo emocional es esencial para los pacientes mayores y sus familias cuando se enfrentan a retos relacionados con la salud mental, el envejecimiento y las enfermedades crónicas. Como enfermera, usted desempeña un papel crucial a la hora de proporcionar intervenciones de apoyo emocional para ayudar a los pacientes y a sus familias en estos momentos difíciles.

Escucha activa y validación de las emociones
La escucha activa implica estar atento y mostrar empatía hacia los pacientes y sus familias. Las enfermeras escuchan las preocupaciones, los miedos y las emociones

de los pacientes ancianos y sus familias, y los validan mostrando que comprenden y respetan esos sentimientos.

Suministro de información y educación
Las enfermeras desempeñan un papel educativo proporcionando información sobre los problemas de salud mental, el proceso de envejecimiento y las enfermedades crónicas. Al educar a los pacientes y a sus familias, les ayuda a comprender mejor lo que están experimentando y a tomar decisiones con conocimiento de causa.

Enseñar estrategias de afrontamiento
Las estrategias de afrontamiento son cruciales para afrontar los retos de la vejez y los problemas de salud mental. Las enfermeras enseñan a los pacientes y a sus familias técnicas de gestión del estrés, relajación y resolución de problemas para ayudarles a afrontarlos.

Fomentar la participación en grupos de apoyo
Los grupos de apoyo proporcionan un entorno seguro en el que los pacientes y sus familias pueden compartir sus experiencias y obtener apoyo mutuo. Las enfermeras animan a participar en estos grupos, que pueden ser específicos para problemas de salud mental o afecciones médicas.

Apoyo a la comunicación familiar
Las familias desempeñan un papel importante en el apoyo emocional de los pacientes ancianos. Las enfermeras fomentan la comunicación abierta y la comprensión mutua dentro de las familias, lo que puede mejorar la calidad del apoyo emocional.

Gestión de crisis y conflictos
Las enfermeras están formadas para gestionar las crisis y los conflictos emocionales que puedan surgir. Intervienen de forma profesional para aliviar tensiones y ayudar a

pacientes y familiares a encontrar soluciones constructivas.

Integrar espiritualidad y religión
La espiritualidad y la religión pueden desempeñar un papel importante en el apoyo emocional de los pacientes ancianos. Las enfermeras respetan las creencias espirituales de los pacientes y pueden dirigirles a recursos religiosos si éstos son importantes para ellos.

Seguimiento y ajustes regulares
Las enfermeras hacen un seguimiento regular de los pacientes y sus familias para evaluar la eficacia de las intervenciones de apoyo emocional. Si es necesario, ajustan las estrategias para satisfacer las necesidades cambiantes de los pacientes.

En resumen, las intervenciones de apoyo emocional para los pacientes y sus familias implican la escucha activa, el suministro de información y educación, la enseñanza de estrategias de afrontamiento, el fomento de la participación en grupos de apoyo, el apoyo a la comunicación familiar, la gestión de las crisis, la integración de la espiritualidad y el seguimiento regular. Las enfermeras desempeñan un papel crucial a la hora de proporcionar estas intervenciones para promover el bienestar emocional de los pacientes ancianos y sus familias.

- **Integrar la creatividad, el arte y la música en la atención psicosocial**

Integrar la creatividad, el arte y la música en la atención psicosocial a los pacientes ancianos puede tener un impacto significativo en su bienestar emocional y mental. Como enfermera, puede utilizar estos enfoques para fomentar la expresión, la comunicación y la relajación de los pacientes.

Arteterapia

La arteterapia utiliza el proceso creativo como medio de expresión emocional y de comunicación. Las enfermeras pueden organizar sesiones de arteterapia en las que los pacientes pueden pintar, dibujar, esculpir o crear otras formas de arte para expresar sus emociones y pensamientos.

Musicoterapia

La musicoterapia consiste en utilizar la música para mejorar la salud mental y emocional. Las enfermeras pueden poner música relajante, organizar sesiones de canto en grupo o utilizar instrumentos musicales para ayudar a los pacientes a relajarse y expresar sus emociones.

Danza y movimiento

La danza y el movimiento son formas divertidas y eficaces de fomentar la expresión emocional y la relajación. Las enfermeras pueden organizar sesiones de baile adaptadas a las necesidades de los pacientes, teniendo en cuenta su movilidad y sus preferencias.

Narración y escritura

Animar a los pacientes a que cuenten sus historias personales o escriban en un diario puede resultar terapéutico. Las enfermeras pueden proporcionar guías de escritura y actividades de narración para ayudar a los pacientes a expresar sus experiencias y emociones.

Crear espacios creativos

Las enfermeras pueden crear espacios dedicados a la creatividad, el arte y la música dentro de los centros asistenciales. Estos espacios ofrecen a los pacientes un lugar donde pueden explorar su creatividad y relajarse.

Fomentar la participación activa

Cuando los pacientes participan activamente en actividades creativas, su autoestima puede aumentar. Las enfermeras animan a los pacientes a sentirse orgullosos de sus creaciones, ya sean obras de arte, poemas o melodías musicales.

Facilitar la interacción social

Las actividades creativas en grupo pueden fomentar la interacción social y la comunicación entre los pacientes ancianos. Las enfermeras pueden organizar talleres de grupo en los que los pacientes compartan sus creaciones y experiencias.

Evaluar el impacto de las actividades creativas

Las enfermeras evalúan el impacto de las actividades creativas en el bienestar emocional de los pacientes. Observan cambios positivos en el estado de ánimo, la expresión emocional y la comunicación.

En resumen, integrar la creatividad, el arte y la música en la atención psicosocial a los pacientes ancianos ofrece medios únicos de expresión y comunicación. Las enfermeras desempeñan un papel esencial en la organización de actividades de arteterapia, musicoterapia, danza, narración de cuentos y escritura para promover el bienestar emocional de los pacientes y fomentar la interacción social.

Capítulo 9

Ética, derechos y final de la vida

Consentimiento informado y toma de decisiones compartida

- **La importancia del consentimiento informado en los ancianos**

El consentimiento informado es un principio ético fundamental en la práctica médica y de enfermería, y reviste especial importancia cuando se trata de la población anciana. Como enfermera, debe ser consciente de la importancia del consentimiento informado y de su aplicación para garantizar que se respetan los derechos y la dignidad de los pacientes ancianos.

Respeto de la autonomía y la dignidad

El consentimiento informado es una expresión de respeto por la autonomía y la dignidad de los pacientes. Las personas mayores tienen derecho a tomar decisiones informadas sobre su propia salud y tratamiento. Al respetar su capacidad de dar su consentimiento, usted contribuye a mantener su autonomía y a preservar su dignidad.

Evaluación de la capacidad de consentimiento

Debido a los cambios cognitivos relacionados con la edad, algunos ancianos pueden tener mermada su capacidad para tomar decisiones. Los enfermeros deben evaluar la capacidad de consentimiento de cada paciente de forma respetuosa y objetiva. Si un paciente es incapaz de comprender plenamente la información pertinente, puede ser necesario adoptar medidas de protección para garantizar la salvaguarda de sus derechos.

Información completa y fácil de entender

El consentimiento informado se basa en el suministro de información completa y comprensible sobre el tratamiento, los riesgos, los beneficios y las posibles alternativas. Las enfermeras desempeñan un papel esencial a la hora de explicar claramente la información médica a los pacientes ancianos y responder a sus preguntas, teniendo en cuenta sus necesidades específicas de comunicación.

Implicación de la familia y los cuidadores

En algunos casos, las personas mayores pueden tener dificultades para comprender o expresar plenamente su consentimiento. Los enfermeros deben trabajar con la familia y los cuidadores para garantizar que las decisiones que se tomen sean en el mejor interés del paciente, teniendo en cuenta sus valores y preferencias.

El consentimiento informado en la atención compleja

En situaciones asistenciales complejas, como la cirugía o los tratamientos invasivos, el consentimiento informado adquiere una importancia aún mayor. Las enfermeras actúan como intermediarias entre médicos y pacientes, ayudando a explicar los procedimientos, los riesgos y los beneficios de forma accesible.

Respetar el rechazo al tratamiento

El consentimiento informado también incluye el derecho del paciente a rechazar el tratamiento. Las enfermeras deben respetar las elecciones de los pacientes ancianos, aunque no estén de acuerdo con su decisión, y proporcionarles apoyo emocional para ayudarles a comprender las implicaciones de su elección.

Documentación adecuada

La documentación precisa del proceso de consentimiento informado es esencial para garantizar la trazabilidad de las decisiones tomadas y las discusiones mantenidas. Las enfermeras deben registrar en los historiales médicos la información facilitada, las preguntas formuladas por los pacientes y las discusiones sobre el consentimiento informado.

En resumen, el consentimiento informado en los ancianos es esencial si se quiere respetar su autonomía y dignidad.

El personal de enfermería desempeña un papel fundamental proporcionando información completa, evaluando la capacidad para dar el consentimiento, implicando a las familias y a los cuidadores, respetando las negativas al tratamiento y documentando adecuadamente. Aplicando estos principios, estará contribuyendo a garantizar que se respeten los derechos y preferencias de los pacientes ancianos en sus cuidados.

- **El papel de la enfermera en la comunicación de las opciones de tratamiento**

Como enfermera, su papel va más allá de proporcionar cuidados físicos. También desempeña un papel importante a la hora de comunicar las diferentes opciones de tratamiento a los pacientes ancianos y a sus familias. Esto implica proporcionar información clara, responder preguntas y guiar a los pacientes para que tomen decisiones informadas sobre su salud.

Explicación de las opciones de tratamiento
Los pacientes ancianos se enfrentan a menudo a una serie de opciones de tratamiento, que incluyen tratamientos médicos, intervenciones quirúrgicas, terapias y cuidados paliativos. Como enfermera, tiene la responsabilidad de explicar las distintas opciones disponibles de forma clara y comprensible, teniendo en cuenta las preferencias y el nivel de comprensión del paciente.

Responder a preguntas e inquietudes
Los pacientes y sus familias pueden tener preguntas e inquietudes sobre las opciones de tratamiento. Como enfermera, usted está ahí para responder a estas preguntas de forma honesta y empática. Puede explicar los beneficios, los riesgos y las implicaciones de cada opción para ayudar a los pacientes a tomar decisiones con conocimiento de causa.

Tener en cuenta los valores y las preferencias

Cada paciente tiene valores y preferencias únicos en lo que respecta a la atención sanitaria. Usted desempeña un papel vital a la hora de ayudar a los pacientes a comprender cómo puede encajar cada opción de tratamiento con sus valores personales y su estilo de vida. Este enfoque centrado en el paciente favorece que las decisiones se adapten mejor a sus necesidades.

Implicar a las familias y a los cuidadores

Los pacientes ancianos pueden contar con el apoyo de sus familias y cuidadores en el proceso de toma de decisiones. Puede incluir a las familias en las discusiones sobre las opciones de tratamiento, facilitándoles información y fomentando una comunicación abierta y colaborativa.

Respetar el rechazo al tratamiento

Algunos pacientes ancianos pueden decidir no someterse a ciertas opciones de tratamiento debido a sus valores o preferencias personales. Como enfermera, debe respetar estas elecciones y proporcionar apoyo emocional, al tiempo que explica las posibles consecuencias de estas decisiones.

Coordinación con el equipo asistencial

Comunicar las opciones de tratamiento requiere una estrecha coordinación con el equipo asistencial, incluidos médicos, trabajadores sociales y especialistas. Desempeñará un papel de enlace, asegurándose de que la información se transmite de forma coherente y ayudando a organizar las consultas necesarias.

Documentar los debates

La documentación precisa de las discusiones sobre las opciones de tratamiento es esencial para garantizar la continuidad de la atención. Debe registrar la información compartida, las preguntas formuladas y las decisiones tomadas en los historiales médicos, que pueden ser útiles para futuras consultas.

En resumen, el papel de la enfermera a la hora de comunicar las opciones de tratamiento implica explicar las opciones con claridad, responder a las preguntas y preocupaciones, tener en cuenta los valores y preferencias del paciente, implicar a los familiares y cuidadores, respetar el rechazo al tratamiento, coordinarse con el equipo asistencial y documentar las discusiones con precisión. Al proporcionar información exhaustiva y orientar a los pacientes en sus decisiones, les ayuda a tomar decisiones informadas y adecuadas a su situación.

- **Toma de decisiones compartida con los pacientes, las familias y los profesionales sanitarios**

La toma de decisiones sanitarias para los ancianos puede ser compleja debido a los numerosos factores que deben tenerse en cuenta. La toma de decisiones compartida significa implicar activamente a los pacientes, sus familias y los profesionales sanitarios en el proceso de toma de decisiones. Como enfermera, usted desempeña un papel vital a la hora de facilitar esta colaboración para garantizar que las decisiones que se tomen tengan en cuenta las necesidades y preferencias de todos los implicados.

Colaboración y comunicación abierta

La toma de decisiones compartida se basa en una comunicación abierta y respetuosa entre los pacientes, sus familias y los profesionales sanitarios. Usted actúa como mediador, facilitando los debates y animando a cada una de las partes a expresar sus preocupaciones, valores y opiniones.

Educación e intercambio de información

Como enfermera, tiene la responsabilidad de proporcionar información clara y comprensible sobre las opciones de tratamiento y los riesgos y beneficios asociados. Al educar a los pacientes y a sus familias, les ayuda a tomar decisiones informadas basadas en su comprensión de los problemas.

Consideración de valores y preferencias
Cada paciente tiene valores, creencias y preferencias únicos. Usted facilita el debate sobre cómo influyen estos elementos en las opciones de tratamiento y cómo se alinean las opciones propuestas con los valores personales del paciente.

Evaluar los objetivos y las expectativas
Es importante comprender los objetivos y expectativas sanitarios del paciente y su familia. Formule preguntas para aclarar los resultados deseados y colabore con el equipo asistencial para identificar las opciones que mejor se ajusten a esos objetivos.

Debate sobre las ventajas y desventajas
La toma de decisiones compartida implica explorar de forma equilibrada las ventajas y los inconvenientes de cada opción de tratamiento. Usted ayuda a los pacientes a sopesar los posibles beneficios frente a los riesgos para que puedan tomar una decisión con conocimiento de causa.

Integrar las preocupaciones familiares
Las familias suelen desempeñar un papel importante en el proceso de toma de decisiones. Usted anima a las familias a expresar sus preocupaciones y a tomar parte activa en las discusiones, al tiempo que se asegura de que las necesidades y preferencias del paciente sigan siendo el centro.

Colaboración interdisciplinar
La toma de decisiones compartida implica a menudo trabajar con una serie de profesionales sanitarios. Como enfermera, usted trabaja en equipo para reunir información

y perspectivas diversas, lo que enriquece el proceso de toma de decisiones.

Respeto de las decisiones finales
Una vez tomada la decisión, es esencial respetar la elección del paciente y su familia, aunque difiera de lo que usted habría recomendado. Usted proporciona apoyo emocional para ayudar al paciente y a su familia a sentirse seguros de su elección.

En pocas palabras, la toma de decisiones compartida implica la colaboración entre pacientes, familiares y profesionales sanitarios para elegir las opciones de tratamiento más adecuadas. Como enfermera, usted facilita esta colaboración fomentando una comunicación abierta, proporcionando información educativa y ayudando a evaluar las opciones en función de los valores, las preferencias y los objetivos del paciente. Trabajando juntos, usted contribuye a tomar decisiones terapéuticas más personalizadas y adaptadas a cada paciente anciano.

Cuidados al final de la vida y apoyo a las familias

- **Principios de los cuidados paliativos y al final de la vida**

Los cuidados paliativos y los cuidados al final de la vida son enfoques que se centran en la comodidad, la dignidad y la calidad de vida de los pacientes con enfermedades graves e incurables. Como enfermera, usted desempeña un papel esencial en la aplicación de estos principios para garantizar que los pacientes ancianos y sus familias atraviesen esta etapa con apoyo y compasión.

Alivio del dolor y los síntomas

Un principio fundamental de los cuidados paliativos es el alivio del dolor y de los síntomas molestos. Como enfermera, usted vigila de cerca el estado del paciente y le administra los medicamentos y tratamientos necesarios para garantizar su comodidad física.

Tener en cuenta la calidad de vida

Los cuidados paliativos y al final de la vida pretenden mejorar la calidad de vida de los pacientes, incluso ante una enfermedad grave. Usted trabaja con el equipo asistencial para comprender los objetivos y prioridades del paciente y adaptar los cuidados en consecuencia.

Comunicación abierta y honesta

La comunicación transparente con los pacientes y sus familias es crucial. Usted proporciona información honesta sobre la enfermedad, las opciones de tratamiento y las previsiones, lo que ayuda a los pacientes a tomar decisiones informadas y a prepararse emocionalmente.

Apoyo emocional y psicológico

Los pacientes ancianos de cuidados paliativos suelen necesitar mucho apoyo emocional y psicológico. Usted escucha sus preocupaciones, miedos y necesidades, y les anima a expresar sus emociones respetando su dignidad.

Tener en cuenta los deseos del paciente

Los cuidados paliativos y al final de la vida se basan en los deseos del paciente. Se trabaja en estrecha colaboración con el paciente y su familia para comprender sus opciones sobre tratamiento médico, cuidados paliativos y preferencias sobre el lugar de la muerte.

Respeto por la cultura y las creencias

Los pacientes ancianos pueden tener creencias culturales y espirituales que influyan en sus cuidados al final de la vida. Usted respeta estas creencias trabajando con el equipo asistencial para crear un entorno que apoye sus valores personales.

Apoyo a familiares y amigos
Los cuidados paliativos suelen implicar a la familia del paciente y a sus seres queridos. Usted proporciona apoyo a la familia, ayudándoles a comprender los cambios médicos y emocionales, y orientándoles sobre cómo dar apoyo emocional.

Apoyo al final de la vida
A medida que los pacientes se acercan al final de la vida, usted les proporciona una atención compasiva y respetuosa. Te aseguras de que se sientan cómodos, de que se satisfagan sus necesidades médicas y de que se respeten sus preferencias en cuanto a la presencia de la familia y el lugar de la muerte.

Duelo y apoyo tras la muerte
Tras la muerte del paciente, usted sigue ofreciendo apoyo a las familias en duelo. Usted les dirige a los recursos para el duelo y les anima a expresar sus emociones durante este difícil momento.

En resumen, los principios de los cuidados paliativos y al final de la vida se centran en el alivio del dolor, el respeto a la dignidad, la comunicación abierta, el apoyo emocional y la consideración de los deseos y valores del paciente. Como enfermera, usted desempeña un papel crucial a la hora de proporcionar un apoyo compasivo y garantizar que los pacientes ancianos y sus familias atraviesen esta etapa con dignidad y respeto.

- **Tratamiento del dolor y los síntomas en la fase terminal**

A medida que los pacientes ancianos se acercan a la fase terminal de su vida, el tratamiento del dolor y los síntomas se convierte en una prioridad clave. Como enfermera, tiene un papel crucial que desempeñar para garantizar el confort y la calidad de vida de los pacientes a lo largo de esta difícil etapa.

Evaluación continua del dolor y los síntomas
El dolor y los síntomas en la fase terminal pueden variar considerablemente de un paciente a otro. Se le someterá a evaluaciones periódicas para determinar la intensidad del dolor y otros síntomas como náuseas, fatiga, disnea y ansiedad.

Uso adecuado de analgésicos
A menudo se necesitan fármacos analgésicos, incluidos los opiáceos, para controlar eficazmente el dolor terminal. Como enfermera, usted trabaja en estrecha colaboración con el equipo médico para administrar los fármacos adecuadamente, vigilando los efectos secundarios y ajustando las dosis según sea necesario.

Enfoques no farmacológicos
Además de la medicación, también puede utilizar enfoques no farmacológicos para aliviar el dolor y los síntomas. Estos pueden incluir la musicoterapia, la terapia de masajes, la relajación, la meditación y otras técnicas que ofrecen un alivio adicional.

Cuidados de confort
Los cuidados de confort tienen como objetivo garantizar que el paciente se sienta cómodo física y emocionalmente. Usted ajusta las posiciones del paciente para minimizar las molestias, proporciona cuidados cutáneos para prevenir las úlceras por presión y se asegura de que el entorno sea tranquilo y relajante.

Tratamiento de la disnea y la asfixia
La disnea, o dificultad para respirar, puede ser una preocupación importante en la fase terminal. Se utilizan

técnicas respiratorias, posiciones y medicación para aliviar las molestias respiratorias y facilitar la respiración.

Apoyo psicológico y emocional
En la fase terminal, los pacientes pueden experimentar ansiedad, miedo y otras emociones complejas. Usted ofrece apoyo emocional escuchando sus preocupaciones, validando sus emociones y ayudándoles a expresar sus necesidades psicológicas.

Comunicación con la familia y los amigos
Usted trabaja en estrecha colaboración con la familia y los seres queridos del paciente para explicarles los síntomas, las opciones de tratamiento y las medidas de confort. Usted les orienta sobre cómo apoyar al paciente y contribuir a su comodidad y dignidad.

Transición a los cuidados paliativos y al final de la vida
A medida que se acerca la fase terminal, usted facilita la transición a los cuidados paliativos o al final de la vida proporcionando información sobre lo que cabe esperar y elaborando un plan de cuidados adaptado a las necesidades del paciente.

Respetar los deseos del paciente
En todo momento, usted respeta los deseos y preferencias de los pacientes en cuanto al tratamiento del dolor y los síntomas. Usted proporciona una atención centrada en el paciente, asegurándose de que la voz del paciente sea escuchada y respetada.

En resumen, el tratamiento del dolor y los síntomas en la fase terminal se basa en la evaluación continua, el uso adecuado de la medicación y los enfoques no farmacológicos, los cuidados paliativos, el tratamiento de la disnea, el apoyo psicológico, la comunicación con la familia, la transición a los cuidados paliativos o al final de la vida y el respeto de los deseos del paciente. Al proporcionar un apoyo integral y compasivo, se asegura de que los pacientes ancianos atraviesen esta fase con dignidad y las menores molestias posibles.

- Apoyo emocional y espiritual para los pacientes y sus familias

Cuando los pacientes ancianos se enfrentan a una enfermedad terminal, ellos y sus seres queridos pueden pasar por un momento emocionalmente difícil. Como enfermera, usted desempeña un papel vital en la prestación de apoyo emocional y espiritual para ayudarles a afrontar los retos emocionales y espirituales asociados a esta etapa de la vida.

Escucha empática

La escucha empática es uno de los elementos más importantes del apoyo emocional. Como enfermera, usted proporciona un espacio seguro en el que los pacientes y sus seres queridos pueden expresar sus sentimientos, miedos y preocupaciones sin ser juzgados.

Validación emocional

Usted valida las emociones de los pacientes y sus familiares reconociendo que lo que sienten es comprensible y legítimo. Esta validación puede ayudar a reducir los sentimientos de aislamiento y soledad.

Explicar las reacciones emocionales

Los pacientes y sus familiares pueden experimentar una serie de emociones, como tristeza, ira, miedo y ansiedad. Explíqueles que estas reacciones son normales y forman parte del proceso de afrontar una enfermedad terminal.

Apoyar las discusiones difíciles

Las discusiones difíciles, como la planificación de los cuidados al final de la vida y la toma de decisiones complejas, pueden tener una gran carga emocional. Usted proporciona apoyo durante estas discusiones, ayudando a clarificar las opciones y fomentando una comunicación abierta.

Apoyo espiritual
El apoyo espiritual puede desempeñar un papel importante para los pacientes terminales y sus seres queridos. Usted respeta las creencias espirituales del paciente y puede colaborar con asesores espirituales o líderes religiosos para proporcionarle apoyo espiritual.

Fomentar la reflexión y el sentido
Se puede pedir a los pacientes y a sus seres queridos que reflexionen sobre sus vidas, sus relaciones y su legado. Se les anima a explorar su sentido de la vida, crear recuerdos entrañables y expresar sus deseos.

Crear un entorno relajante
Un entorno tranquilo y relajante puede favorecer el bienestar emocional de los pacientes y sus familias. Puede crear este ambiente ajustando las luces, los sonidos y la decoración para crear una atmósfera de confort.

Recursos de apoyo
Usted informa a los pacientes y a sus familiares sobre los recursos de apoyo disponibles, como grupos de apoyo, asesores sobre el duelo y organizaciones que proporcionan apoyo emocional y espiritual específico a las personas con enfermedades terminales.

Apoyo tras la muerte
Tras la muerte del paciente, usted sigue ofreciendo apoyo emocional a los afligidos. Les anima a expresar sus emociones y a encontrar formas de afrontar el duelo.

En resumen, el apoyo emocional y espiritual a los pacientes terminales y a sus seres queridos implica escuchar con empatía, validar las emociones, explicar las reacciones emocionales, apoyar las discusiones difíciles, proporcionar apoyo espiritual, fomentar la reflexión y el sentido, crear un entorno tranquilizador, proporcionar recursos de apoyo y proporcionar apoyo después de la muerte. Al ofrecer un apoyo compasivo y atender las necesidades emocionales y espirituales, usted ayuda a los pacientes y a sus seres queridos a afrontar este momento con el mayor bienestar posible.

Cuestiones jurídicas y éticas específicas de la geriatría

- **Directivas anticipadas y decisiones médicas en caso de incapacidad**

Las voluntades anticipadas y las decisiones médicas en caso de incapacidad son aspectos cruciales de los cuidados paliativos y al final de la vida. Como enfermera, usted desempeña un papel esencial a la hora de facilitar el proceso de toma de decisiones cuando los pacientes ya no son capaces de tomar decisiones médicas por sí mismos.

Directivas anticipadas
Las voluntades anticipadas, también conocidas como directivas sanitarias avanzadas o testamentos vitales, son documentos en los que los pacientes exponen sus deseos respecto a la atención médica en caso de que se vean incapaces de comunicar sus decisiones. Usted informa a los pacientes y a sus familiares sobre la importancia de estas directivas y les ayuda a redactarlas de acuerdo con las leyes y normativas vigentes.

Nombramiento de un apoderado sanitario
Un apoderado sanitario, también conocido como "apoderado médico" o "abogado sanitario", es una persona designada por el paciente para tomar decisiones médicas en su nombre si éste ya no puede hacerlo. Usted explica el papel y las responsabilidades del apoderado

sanitario a los pacientes y sus familias, y ayuda a coordinar este nombramiento si así se desea.

Tener en cuenta los valores y deseos del paciente
Cuando el paciente es incapaz de tomar decisiones médicas, usted se remite a las voluntades anticipadas y a las elecciones del apoderado sanitario para orientar las decisiones sobre el tratamiento. Usted se asegura de que los deseos del paciente, expresados en las voluntades anticipadas, se respeten en la medida de lo posible.

Comunicación con la familia y los amigos
La comunicación con la familia y los amigos es esencial cuando hay que tomar decisiones médicas en caso de incapacidad. Usted facilita las conversaciones entre el apoderado sanitario, la familia y los miembros del equipo médico para garantizar una comprensión clara de los deseos del paciente.

Proceso de toma de decisiones
Como enfermera, puede participar en el proceso de toma de decisiones en caso de incapacidad. Usted proporciona información médica relevante y una visión de la situación actual del paciente, lo que puede ayudar a los familiares y al apoderado sanitario a tomar decisiones con conocimiento de causa.

Respeto por la dignidad y los valores del paciente
El respeto por la dignidad y los valores del paciente sigue siendo una prioridad, incluso cuando no puede expresar sus preferencias directamente. Usted se asegura de que las decisiones tomadas respeten los principios éticos y las creencias personales del paciente.

Evolución de las directivas según el estado del paciente
Las voluntades anticipadas y las decisiones médicas en caso de incapacidad pueden evolucionar a medida que cambia el estado del paciente. Usted está en contacto

regular con el apoderado sanitario y la familia para ajustar las decisiones en función de la nueva información médica.

Apoyo emocional a la familia
Cuando la familia se enfrenta a la necesidad de tomar decisiones médicas en caso de incapacidad, usted ofrece apoyo emocional escuchando sus preocupaciones y explicando las opciones de forma compasiva.

Registro y almacenamiento de documentos
Usted se asegura de que las voluntades anticipadas, la designación de un apoderado sanitario y otros documentos legales se registren y conserven de acuerdo con las leyes y reglamentos médicos locales.

En resumen, las voluntades anticipadas y las decisiones médicas en caso de incapacidad son elementos cruciales para garantizar que se respeten los deseos de los pacientes incluso cuando no pueden comunicar sus elecciones. Como enfermera, usted desempeña un papel esencial a la hora de facilitar este proceso, apoyar la comunicación con la familia y garantizar que las decisiones que se tomen estén en consonancia con los valores y preferencias del paciente.

- Consentimiento para el tratamiento y rechazo de la atención en los ancianos
El consentimiento al tratamiento y el respeto a las decisiones de rechazar los cuidados son aspectos cruciales de la ética médica y de los cuidados al final de la vida de los ancianos. Como enfermera, usted desempeña un papel importante a la hora de garantizar que se respeten los derechos de los pacientes a expresar su consentimiento informado y sus decisiones de rechazar los cuidados.

Consentimiento informado

El consentimiento informado es el derecho fundamental del paciente a comprender plenamente los beneficios, riesgos y alternativas del tratamiento antes de tomar una decisión. Usted se asegura de que los pacientes ancianos tengan toda la información que necesitan para tomar decisiones informadas sobre su atención, utilizando un lenguaje sencillo y respondiendo a sus preguntas.

Capacidad para dar su consentimiento

Usted evalúa la capacidad del paciente para dar su consentimiento informado, teniendo en cuenta factores como la comprensión, la lucidez y la capacidad para tomar decisiones. Si el paciente es incapaz de dar su consentimiento informado debido a una enfermedad cognitiva u otras razones, usted sigue las directrices anticipadas o la designación del apoderado sanitario.

Tener en cuenta los valores y preferencias del paciente

Cuando los pacientes ancianos expresan su consentimiento informado, usted tiene en cuenta sus valores, creencias y preferencias personales. Usted respeta las elecciones que reflejan su individualidad y sus deseos.

Rechazo de la atención

Los pacientes ancianos tienen derecho a rechazar un tratamiento médico, aunque el equipo médico lo considere beneficioso. Respete estas decisiones de rechazar la atención y asegúrese de que el paciente está plenamente informado de las posibles consecuencias de esta negativa.

Discusión de alternativas y consecuencias

Cuando un paciente anciano rechaza el tratamiento, usted discute con él las posibles alternativas y las consecuencias de su negativa. Usted fomenta una comunicación abierta y respetuosa para que el paciente pueda tomar una decisión con conocimiento de causa.

Manejar los desacuerdos familiares

A veces las familias pueden tener opiniones diferentes sobre el tratamiento o el rechazo de los cuidados. Como enfermera, usted facilita las discusiones familiares y ayuda a encontrar soluciones que respeten los deseos del paciente a la vez que tienen en cuenta las preocupaciones de la familia.

Documentación adecuada

Documente cuidadosamente las discusiones sobre el consentimiento informado, las negativas a recibir cuidados y las alternativas discutidas. Una documentación precisa es esencial para garantizar que las decisiones del paciente son respetadas y comprendidas por todo el equipo médico.

Ética y respeto a las decisiones de los pacientes

Su papel como enfermera es respetar las elecciones y decisiones del paciente, incluso si tiene opiniones personales o cree que otra opción sería más beneficiosa.

En resumen, la subsección "Consentimiento para el tratamiento y rechazo de la atención en los ancianos" destaca la importancia del consentimiento informado, teniendo en cuenta los valores del paciente, respetando las decisiones de rechazar la atención, discutiendo las alternativas y las formas de gestionar los desacuerdos familiares. Al garantizar una comunicación abierta y respetuosa y documentar cuidadosamente las decisiones tomadas, estará contribuyendo a garantizar que los pacientes ancianos reciban una atención acorde con sus elecciones y preferencias.

- **Prevenir y denunciar el abuso y el maltrato de ancianos**

Prevenir y denunciar los abusos y malos tratos a los ancianos es una responsabilidad crucial de los profesionales sanitarios, incluidas las enfermeras. Usted desempeña un papel esencial para garantizar que los pacientes ancianos sean tratados con dignidad, respeto y seguridad.

Tipos de abuso y maltrato

El abuso y el maltrato de los ancianos pueden adoptar muchas formas, entre ellas la física, la psicológica, la financiera y la sexual. Debe ser capaz de reconocer los posibles signos y síntomas de cada tipo de maltrato.

Evaluación de riesgos

Usted evalúa regularmente a los pacientes ancianos para identificar los factores de riesgo de abuso o maltrato. Esto puede incluir factores como el aislamiento social, la dependencia económica, los problemas de salud mental y la dinámica familiar.

Promover la sensibilización

Como enfermera, usted desempeña un papel clave en la concienciación sobre el abuso y el maltrato de las personas mayores entre los pacientes, las familias y los colegas. Usted proporciona información sobre los signos a los que hay que prestar atención y fomenta una cultura de respeto y protección.

Crear un entorno seguro

Ayudará a crear un entorno seguro y acogedor para los pacientes ancianos asegurándose de que se sientan seguros para denunciar cualquier abuso o maltrato que puedan sufrir.

Escuchar y apoyar a las víctimas

Si un paciente anciano le confía que ha sufrido abusos o malos tratos, debe escucharle con empatía y tomar las medidas necesarias para protegerle. Puede colaborar con otros profesionales sanitarios y sociales para garantizar su seguridad.

Denunciar los casos de abuso

Si sospecha que un paciente anciano está sufriendo abusos o malos tratos, debe denunciar el caso de acuerdo con los protocolos establecidos por su institución y las leyes locales. La denuncia puede ser confidencial y no debe demorarse.

Intervenciones de prevención

Usted trabaja con el equipo asistencial para poner en marcha intervenciones de prevención específicas para los pacientes en riesgo de sufrir abusos o malos tratos. Esto puede incluir recursos de apoyo, cambios en el entorno y planes de seguridad.

Sensibilización sobre los derechos de los pacientes

Usted educa a los pacientes sobre sus derechos, incluido el derecho a vivir sin miedo a sufrir abusos o malos tratos. Les anima a expresar sus preocupaciones y a denunciar cualquier comportamiento sospechoso.

Colaboración interdisciplinar

Prevenir y denunciar los malos tratos requiere a menudo una colaboración interdisciplinar. Usted trabaja en estrecha colaboración con trabajadores sociales, médicos, asesores de salud mental y otros profesionales para garantizar la seguridad de los pacientes ancianos.

En resumen, prevenir y denunciar el abuso y el maltrato de los ancianos son aspectos esenciales de la atención geriátrica. Al identificar los signos de maltrato, promover la concienciación, crear entornos seguros y tomar las medidas adecuadas en caso de que se denuncie, estará contribuyendo a garantizar la seguridad, la dignidad y el bienestar de los pacientes ancianos.

Capítulo 10

Desarrollo profesional y perspectivas de futuro

Formación continua y actualización de conocimientos

- **La importancia de la formación continua en la atención geriátrica**

La formación continua es una parte esencial de la práctica de la enfermería geriátrica. Los constantes avances en el campo de la medicina, los cambios en los protocolos de tratamiento y la evolución en la comprensión de las necesidades específicas de los ancianos exigen que las enfermeras se mantengan constantemente al día. He aquí por qué la formación continua es vital en los cuidados geriátricos:

Evolución de los conocimientos médicos

La medicina evoluciona rápidamente, y esto es especialmente cierto en el campo de la geriatría debido a los avances en nuestra comprensión del proceso de envejecimiento y las patologías asociadas. La formación continua le permite mantenerse al día de los nuevos descubrimientos médicos y de las recomendaciones terapéuticas más recientes.

Adaptarse a las mejores prácticas

Los protocolos asistenciales evolucionan en función de la investigación y de las mejores prácticas identificadas. La formación continua le permite familiarizarse con estas mejores prácticas e incorporarlas a sus cuidados, garantizando así una calidad óptima para sus pacientes ancianos.

Comprender los tratamientos especializados

Las personas mayores pueden tener afecciones médicas complejas y necesidades específicas. La formación continua le ayuda a comprender los tratamientos especializados, las cirugías y las terapias avanzadas que pueden ser necesarias para controlar estas afecciones.

Actualización de las habilidades clínicas

La formación continua le permite mantener y mejorar sus habilidades clínicas, desde las técnicas básicas de enfermería hasta habilidades especializadas como la administración de medicación, la gestión de accesos venosos y mucho más. Esto garantiza que los cuidados se prestan con seguridad y precisión.

Uso de nuevas tecnologías

Los avances tecnológicos están teniendo un impacto considerable en la atención geriátrica, desde la monitorización médica a distancia hasta los sistemas de gestión de la información médica. La formación continua le permite dominar estas nuevas tecnologías para mejorar la prestación de los cuidados.

Comunicación eficaz con los pacientes de edad avanzada

La formación continua también incluye el desarrollo de habilidades de comunicación, sobre todo para interactuar eficazmente con los pacientes ancianos, que pueden tener deficiencias sensoriales o cognitivas. Unas técnicas de comunicación adecuadas son esenciales para establecer relaciones de confianza.

Prevención y gestión de las complicaciones

Debido a las vulnerabilidades fisiológicas de los ancianos, pueden surgir rápidamente complicaciones médicas. Con la formación adecuada, podrá anticipar, prevenir y gestionar estas complicaciones con eficacia.

Ética y práctica profesional

La formación continua también aborda cuestiones éticas y jurídicas específicas de la atención geriátrica, como el consentimiento informado, el final de la vida y las decisiones médicas. Le ayuda a desenvolverse en estas delicadas áreas con habilidad y compasión.

Mejorar la calidad de la atención

En última instancia, la formación continua se traduce en una mejora general de la calidad de los cuidados que usted presta. Le permite proporcionar una atención de alta calidad, segura y basada en pruebas, sin dejar de ser sensible a las necesidades específicas de las personas mayores.

En resumen, la formación continua es una valiosa inversión para las enfermeras. Le garantiza que seguirá siendo competente, informada y capaz de proporcionar unos cuidados adecuados y de alta calidad a las personas mayores, al tiempo que se adapta a los constantes avances de la medicina y las mejores prácticas.

- **Participación en conferencias, talleres y programas de formación**

Asistir a conferencias, talleres y programas de desarrollo es una forma esencial para que las enfermeras mejoren sus habilidades, amplíen sus conocimientos y se mantengan al día de los últimos avances en cuidados geriátricos. He aquí por qué es tan importante:

Adquirir nuevos conocimientos

Las conferencias, los talleres y los programas de formación avanzada ofrecen una oportunidad única de aprender de expertos en la materia. Tendrá acceso a información actualizada sobre los últimos descubrimientos médicos, los protocolos de tratamiento actuales y las nuevas terapias específicas para las personas mayores.

Interacción con compañeros y expertos

Estos eventos reúnen a enfermeras, médicos y otros profesionales sanitarios que comparten un interés común por el cuidado de las personas mayores. Tendrá la oportunidad de relacionarse con compañeros, intercambiar experiencias y debatir sobre los retos y las mejores prácticas.

Redes profesionales
Las conferencias y los talleres son excelentes oportunidades para establecer contactos con otros profesionales sanitarios, lo que puede abrir oportunidades de colaboración, intercambio de conocimientos y desarrollo de asociaciones profesionales.

Demostración de nuevas tecnologías y métodos
Muchos eventos de formación continua incluyen exposiciones de nuevas tecnologías médicas, herramientas de diagnóstico y métodos de tratamiento. Esta es su oportunidad de ver estas innovaciones en acción e incorporarlas a su práctica.

Prácticas de habilidades
Los talleres prácticos de los congresos ofrecen la oportunidad de practicar nuevas habilidades o mejorar las existentes, ya sea en la administración de medicamentos, la gestión de productos sanitarios u otros aspectos de la práctica enfermera.

Exposición a diferentes perspectivas
Asistir a conferencias y talleres puede exponerle a una variedad de perspectivas y enfoques de la atención geriátrica. Esto puede ampliar su comprensión de las diferentes formas de tratar y gestionar a los pacientes de edad avanzada.

Actualizar las habilidades de comunicación
Algunos cursos de formación se centran en el desarrollo de las habilidades comunicativas, sobre todo cuando se trata con pacientes ancianos con demencia o problemas de comunicación. Estas habilidades son esenciales para establecer relaciones positivas con los pacientes.

Ética y aspectos psicosociales

Las conferencias y los talleres suelen abordar cuestiones éticas y psicosociales específicas de la atención geriátrica. Esto le ayudará a comprender mejor los retos asociados a la toma de decisiones, la gestión del deterioro cognitivo y el final de la vida.

Mantener la motivación profesional

Asistir a eventos de formación continua puede revitalizar su pasión por la profesión, exponerle a nuevas ideas, inspirarle y ayudarle a seguir comprometido con su papel de enfermero.

En resumen, asistir a conferencias, talleres y programas de desarrollo es una forma eficaz de ampliar sus conocimientos, mejorar sus habilidades clínicas, interactuar con compañeros y mantenerse al día de los avances en cuidados geriátricos. Esto le permitirá proporcionar unos cuidados de alta calidad y seguir desarrollándose como enfermera.

- **Mantener actualizadas las habilidades y los conocimientos en un campo en evolución**

Mantener al día las habilidades y los conocimientos es una responsabilidad constante para las enfermeras, dada la naturaleza siempre cambiante de los cuidados geriátricos. He aquí por qué es esencial una actualización periódica:

Cumplimiento de las normas profesionales

Como enfermera, está obligada a cumplir las normas profesionales y éticas establecidas. Esto incluye la obligación de mantener actualizadas sus competencias para proporcionar unos cuidados de alta calidad acordes con las mejores prácticas.

Responder a los avances médicos

Los avances en la investigación médica, los descubrimientos y las nuevas tecnologías están provocando cambios en los protocolos de tratamiento y los enfoques clínicos. Mantener al día sus conocimientos le permitirá responder eficazmente a estos avances.

Adaptarse a las necesidades cambiantes de los pacientes

Las necesidades de los pacientes ancianos cambian a medida que surgen nuevas patologías y problemas de salud. Mantener actualizados sus conocimientos le permitirá adaptar sus cuidados a las necesidades específicas de cada paciente.

Prevención de errores médicos

Actualizar regularmente sus habilidades clínicas y sus conocimientos médicos le ayudará a prevenir errores médicos, ya que conocerá los últimos protocolos de tratamiento y evitará prácticas obsoletas.

Mejorar la seguridad de los pacientes

Los pacientes ancianos son más vulnerables a las complicaciones médicas. Mantener al día sus conocimientos le ayudará a identificar a tiempo los signos de deterioro y a tomar medidas para prevenir las complicaciones, mejorando así la seguridad del paciente.

Conocimiento de nuevas terapias

Se están desarrollando nuevas terapias y tratamientos para satisfacer las necesidades específicas de las personas mayores. Si mantiene al día sus conocimientos, podrá integrar estas terapias para ofrecer opciones de tratamiento óptimas.

Promover la calidad de la atención

Al estar bien informado sobre las mejores prácticas, las normas de atención y los protocolos de tratamiento, puede ayudar a mantener y mejorar la calidad de la atención que presta a sus pacientes ancianos.

Mantener la credibilidad profesional
Al mantenerse al día, refuerza su credibilidad profesional como enfermera. Los pacientes, las familias y los colegas confiarán en sus habilidades y en su capacidad para proporcionar cuidados basados en la evidencia.

Autonomía profesional
Los conocimientos actualizados le proporcionan una mayor autonomía en la toma de decisiones clínicas. Está mejor preparado para evaluar las opciones de tratamiento, explicar las opciones a los pacientes y colaborar con otros miembros del equipo asistencial.

Desarrollo profesional
Mantener al día sus habilidades y conocimientos puede proporcionarle una mayor satisfacción laboral al permitirle sentirse competente, seguro de sí mismo y capaz de proporcionar una atención de alta calidad.

En resumen, mantener actualizadas las habilidades y los conocimientos es esencial para que las enfermeras puedan satisfacer las necesidades cambiantes de los pacientes, garantizar unos cuidados de alta calidad, prevenir errores médicos y mantenerse a la vanguardia de los avances médicos. Esto le permitirá seguir proporcionando unos cuidados excepcionales a las personas mayores a las que atiende.

Cambios en la práctica geriátrica y nuevas tecnologías

- **Integración de las nuevas tecnologías en la atención geriátrica**

La integración de las nuevas tecnologías en los cuidados geriátricos se ha convertido en algo esencial para mejorar la calidad, la eficacia y la seguridad de la atención a los ancianos. Estas tecnologías ofrecen oportunidades únicas para mejorar la atención y la calidad de vida de los pacientes ancianos. He aquí por qué es tan importante esta integración:

Telemedicina y monitorización a distancia

Las tecnologías de telesalud permiten al personal de enfermería controlar a los pacientes a distancia, realizar un seguimiento de las constantes vitales, gestionar la medicación y ofrecer consultas virtuales. Esto resulta especialmente útil para los pacientes ancianos a los que puede resultarles difícil viajar o acudir a citas médicas frecuentes.

Historias clínicas electrónicas

Las historias clínicas electrónicas proporcionan un acceso rápido y seguro a la información médica de los pacientes, lo que facilita la coordinación de la atención entre los distintos profesionales sanitarios. Esto garantiza que todos los miembros del equipo conozcan las necesidades específicas y los tratamientos en curso de cada paciente anciano.

Aplicaciones de control sanitario

Existe una gran variedad de aplicaciones móviles diseñadas para ayudar a los pacientes ancianos a controlar su salud, desde la actividad física hasta la gestión de la medicación. Las enfermeras pueden recomendar y orientar el uso de estas aplicaciones para promover la autogestión y la prevención de problemas de salud.

Dispositivos médicos conectados

Los dispositivos médicos conectados, como tensiómetros, medidores de glucosa y pulsómetros, permiten a los pacientes ancianos controlar sus parámetros de salud en casa. Las enfermeras pueden ayudar a interpretar los datos recogidos y ajustar los tratamientos en consecuencia.

Sistemas de advertencia y seguridad
Los sistemas de alerta personal y los detectores de caídas ayudan a mantener a salvo a los pacientes ancianos proporcionándoles asistencia rápida en caso de emergencia. Las enfermeras pueden recomendar e instalar estos dispositivos para reducir el riesgo de lesiones y complicaciones.

Robótica médica
La robótica médica se perfila como una tecnología prometedora para los cuidados geriátricos, ya que ayuda a los pacientes con las actividades de la vida diaria y les proporciona una monitorización continua. Las enfermeras pueden colaborar con estos robots para mejorar la calidad de vida y la seguridad de los pacientes.

Educación y sensibilización en línea
Los recursos en línea, como los vídeos explicativos y los seminarios web, pueden utilizarse para educar a los pacientes mayores y a sus familias sobre los problemas de salud, los tratamientos y las estrategias de autogestión. Los enfermeros pueden recomendar estos recursos para mejorar la comprensión y el manejo del paciente.

Formación y desarrollo en línea
Las plataformas de aprendizaje electrónico ofrecen a las enfermeras la oportunidad de seguir cursos y formación a distancia para mejorar sus habilidades y conocimientos. Esto les permite mantenerse al día de los avances y las mejores prácticas en cuidados geriátricos.

Evaluación y seguimiento del paciente
Las aplicaciones y herramientas en línea facilitan la evaluación y el seguimiento de los pacientes, utilizando

cuestionarios y escalas específicos para las personas mayores con el fin de controlar su salud psicológica, su función cognitiva, su dieta y mucho más.

Mejorar la comunicación interprofesional
Las tecnologías de la comunicación, como las videoconferencias y las aplicaciones de mensajería segura, facilitan la comunicación entre los miembros del equipo asistencial y permiten compartir rápidamente información crucial para el cuidado de los pacientes ancianos.

En resumen, la integración de las nuevas tecnologías en los cuidados geriátricos aporta importantes beneficios en términos de seguimiento, coordinación de los cuidados, prevención y mejora de la calidad de vida de los pacientes ancianos. Las enfermeras desempeñan un papel esencial a la hora de orientar el uso adecuado de estas tecnologías para satisfacer las necesidades específicas de sus pacientes.

- **Telemedicina, aplicaciones móviles y monitorización a distancia de pacientes ancianos**
El auge de la telemedicina y las aplicaciones móviles ha abierto nuevas y apasionantes posibilidades para la atención geriátrica al permitir la monitorización a distancia de los pacientes ancianos. Estas tecnologías ofrecen importantes ventajas para los pacientes, las familias y los profesionales sanitarios implicados en el cuidado de los ancianos. A continuación le explicamos por qué su uso es tan importante:

Mejora del acceso a la asistencia
A los pacientes ancianos puede resultarles difícil desplazarse para acudir a visitas médicas frecuentes. La telemedicina y las aplicaciones móviles permiten a los pacientes acceder a consultas médicas y consejos

asistenciales desde la comodidad de su propio hogar, lo que reduce las barreras geográficas y físicas.

Vigilancia sanitaria continua
Las aplicaciones móviles y los dispositivos conectados permiten a enfermeras y médicos controlar en tiempo real las constantes vitales, los niveles de glucosa, la tensión arterial y otros parámetros sanitarios importantes. Esto permite una detección precoz de los problemas y una intervención rápida en caso necesario.

Gestión de enfermedades crónicas
Muchas personas mayores padecen enfermedades crónicas como diabetes, hipertensión y cardiopatías. Las aplicaciones móviles permiten a los pacientes hacer un seguimiento de sus síntomas, medicación y actividad física, ayudándoles a gestionar eficazmente sus problemas de salud.

Autogestión y educación del paciente
Las aplicaciones móviles proporcionan información y recursos educativos a los pacientes mayores, ayudándoles a comprender mejor sus problemas de salud, los tratamientos y las medidas de autogestión. Esto anima a los pacientes a desempeñar un papel activo en su cuidado.

Prevención de complicaciones
La monitorización a distancia permite identificar rápidamente los cambios en el estado de salud de los pacientes ancianos, lo que permite a enfermeras y médicos intervenir antes de que surjan complicaciones. Esto reduce el riesgo de complicaciones graves y de hospitalización.

Coordinación de la atención
La telemedicina y las aplicaciones móviles facilitan la coordinación de la atención entre los distintos

profesionales sanitarios. Se puede acceder a la información médica en tiempo real, lo que permite una toma de decisiones colaborativa y una comunicación transparente para garantizar una atención coherente y eficaz.

Apoyo psicosocial
Los pacientes ancianos pueden sentirse aislados, sobre todo si padecen enfermedades crónicas o limitaciones físicas. Las aplicaciones móviles ofrecen funciones de chat y mensajería que permiten a los pacientes permanecer conectados con su equipo asistencial y recibir apoyo psicosocial.

Control de medicamentos
Las aplicaciones móviles permiten a los pacientes establecer recordatorios de medicación, controlar el cumplimiento del tratamiento y registrar los posibles efectos secundarios. Esto mejora la seguridad de los medicamentos y la atención general al paciente.

Facilidad de uso para pacientes ancianos
Algunas aplicaciones móviles están especialmente diseñadas para que resulten fáciles de usar para las personas mayores, con una interfaz sencilla y funciones intuitivas. Esto facilita la inscripción de los pacientes y fomenta su participación.

Reducción de costes
La telemedicina y la monitorización a distancia pueden reducir los costes asociados a las frecuentes visitas médicas y hospitalizaciones. También puede minimizar los gastos de desplazamiento de los pacientes ancianos y sus familias.

En resumen, la integración de la telemedicina, las aplicaciones móviles y la monitorización a distancia en la atención geriátrica ofrece una solución moderna a las necesidades específicas de los pacientes ancianos. Estas tecnologías mejoran el acceso a los cuidados, la gestión de las enfermedades crónicas, la coordinación de los cuidados y la calidad de vida, al tiempo que reducen los costes y promueven la autogestión de los pacientes. Las enfermeras desempeñan un papel clave en la aplicación y promoción de estas tecnologías en beneficio de sus pacientes.

- **Adaptación a los avances científicos y a las recomendaciones médicas actualizadas**

En el campo de los cuidados geriátricos, en constante evolución, es esencial que las enfermeras se mantengan al día de los avances científicos y de las recomendaciones médicas más recientes. Esta adaptación constante les permite proporcionar a los pacientes ancianos unos cuidados de alta calidad acordes con las mejores prácticas. He aquí por qué es tan importante esta capacidad de adaptación:

Evolución de los conocimientos médicos
La investigación médica avanza rápidamente, dando lugar a nuevos descubrimientos sobre enfermedades, tratamientos y mejores prácticas de cuidados para las personas mayores. Las enfermeras deben mantenerse al corriente de estos avances para asegurarse de que sus habilidades se ajustan a los conocimientos más recientes.

Impacto en la calidad de la atención
Adaptarse a los avances científicos permite a las enfermeras proporcionar cuidados basados en la evidencia, mejorando así la calidad de la atención prestada a los pacientes ancianos. Las recomendaciones médicas actualizadas suelen ser el resultado de una investigación rigurosa y de la experiencia clínica, lo que garantiza unos cuidados óptimos.

196

Prevención y gestión de las complicaciones

Adoptando recomendaciones médicas actualizadas, las complicaciones en los pacientes ancianos pueden anticiparse y prevenirse. Al conocer las mejores estrategias de prevención y tratamiento, las enfermeras pueden ayudar a reducir el riesgo de complicaciones y mejorar la calidad de vida de los pacientes.

Cumplimiento de las normas profesionales

Las enfermeras están obligadas a seguir las normas y directrices profesionales vigentes. Adaptarse a las recomendaciones médicas actualizadas garantiza que los cuidados se prestan de acuerdo con estas normas, lo que aumenta la credibilidad y la reputación profesional.

Atención personalizada

Las recomendaciones médicas actualizadas pueden ofrecer opciones de tratamiento más personalizadas y adaptadas a las necesidades individuales de los pacientes ancianos. Las enfermeras que se mantienen al día pueden trabajar con los médicos para desarrollar planes de tratamiento específicos para cada paciente.

Mitigar los riesgos asociados a la polifarmacia

Los pacientes ancianos suelen tomar varios medicamentos. Manteniéndose informadas sobre las posibles interacciones entre medicamentos y las nuevas recomendaciones sobre fármacos, las enfermeras pueden ayudar a minimizar los riesgos asociados a la polifarmacia.

Toma de decisiones informada

Adaptarse a los avances científicos y a las recomendaciones médicas actualizadas permite a las enfermeras tomar decisiones informadas en colaboración con los pacientes y los médicos. Esto fomenta un enfoque de toma de decisiones compartida, en el que los pacientes participan en sus cuidados.

Colaboración interdisciplinar

Las recomendaciones médicas actualizadas suelen ser el resultado de la colaboración entre distintos profesionales sanitarios. Al mantenerse al día, las enfermeras pueden trabajar eficazmente con otros miembros del equipo para garantizar una atención integral y coordinada.

Mejorar la confianza entre paciente y enfermera

Los pacientes suelen confiar más en las enfermeras que están al día de los últimos avances médicos. Esto refuerza la relación paciente-enfermera y fomenta la comunicación abierta y el intercambio de información.

Promover el desarrollo profesional

La adaptación constante a los avances médicos estimula el desarrollo profesional de las enfermeras. Esto fomenta el aprendizaje continuo y el crecimiento personal, lo que beneficia tanto a los pacientes como a la carrera profesional.

En resumen, adaptarse a los avances científicos y a las recomendaciones médicas actualizadas es esencial para las enfermeras a fin de proporcionar cuidados de calidad, prevenir complicaciones y mejorar la seguridad y la satisfacción de los pacientes. Esto requiere un compromiso constante con el aprendizaje continuo y la actualización de las competencias, contribuyendo así a un alto nivel de cuidados para la población anciana.

Desarrollo personal y profesional como enfermera

- **Equilibrio vida-trabajo**

El equilibrio entre el trabajo y la vida personal es crucial para las enfermeras, que se enfrentan a retos únicos relacionados con la naturaleza exigente de su trabajo y el cuidado de pacientes ancianos. Encontrar un equilibrio saludable entre las responsabilidades profesionales y las necesidades personales es esencial para mantener un rendimiento óptimo y una buena salud mental. He aquí por qué es tan importante ese equilibrio:

Reducción del estrés
Los cuidados geriátricos pueden ser emocionalmente exigentes debido a la complejidad de las necesidades de los pacientes ancianos. Un equilibrio entre la vida profesional y personal permite a las enfermeras recargar las pilas y reducir el estrés acumulado en el trabajo.

Prevenir el agotamiento
El agotamiento es un grave riesgo para las enfermeras debido a la tensión emocional y física que supone atender a pacientes ancianos. Prestando la debida atención a su bienestar personal, las enfermeras pueden prevenir el agotamiento.

Promover la salud mental
Un equilibrio saludable permite a las enfermeras tomarse tiempo para sí mismas, disfrutar de actividades relajantes y mantener relaciones sociales. Esto contribuye positivamente a su salud mental al reducir el riesgo de depresión, ansiedad y agotamiento.

Mejorar la productividad
Cuando las enfermeras se sienten equilibradas y descansadas, sus niveles de energía y concentración aumentan, lo que mejora su productividad en el trabajo. Pueden concentrarse más eficazmente en las tareas y tomar decisiones acertadas sobre el cuidado de los pacientes.

Fortalecimiento de las relaciones interpersonales
El equilibrio entre la vida profesional y personal permite a las enfermeras dedicar tiempo a sus seres queridos,

fortaleciendo sus relaciones con la familia y los amigos. Los fuertes lazos sociales proporcionan un valioso apoyo emocional.

Fomentar la autogestión
Las enfermeras que practican un buen equilibrio entre el trabajo y la vida personal tienen más probabilidades de cuidar de su propia salud adoptando un estilo de vida saludable. Esto incluye hacer ejercicio con regularidad, seguir una dieta equilibrada y descansar lo suficiente.

Preservar la pasión por los cuidados
Un equilibrio saludable evita el agotamiento, lo que permite a las enfermeras mantener su pasión por los cuidados geriátricos. Esto se traduce en una mejor calidad de los cuidados y en una actitud positiva hacia los pacientes.

Gestión eficaz del tiempo
El equilibrio entre el trabajo y la vida personal requiere que las enfermeras gestionen su tiempo de forma más eficaz. Esto fomenta la planificación y el establecimiento de prioridades, lo que puede beneficiar tanto al trabajo como a la vida personal.

Compromiso a largo plazo con su carrera
Al evitar el agotamiento y mantener el equilibrio, es más probable que las enfermeras sigan comprometidas con su carrera a largo plazo. Esto beneficia no sólo a las propias enfermeras, sino también a sus pacientes y al equipo asistencial.

Un modelo positivo para los pacientes
Al mostrar la importancia de equilibrar la vida profesional y personal, las enfermeras proporcionan un modelo positivo a sus pacientes ancianos. Demuestran la importancia de un estilo de vida equilibrado, incluso a medida que envejecemos.

En resumen, el equilibrio entre el trabajo y la vida personal es esencial para que las enfermeras mantengan su bienestar, eviten el agotamiento y proporcionen cuidados de calidad a los pacientes ancianos. Esto requiere una planificación cuidadosa, una comunicación abierta con los colegas y el reconocimiento de la importancia de cuidar de uno mismo para atender mejor a los demás.

- **Gestión del estrés y el agotamiento en el entorno geriátrico**

Las enfermeras se enfrentan a menudo a altos niveles de estrés debido a la naturaleza exigente de sus responsabilidades y a la complejidad de cuidar a los ancianos. Si el estrés no se gestiona eficazmente, puede convertirse en agotamiento, poniendo en riesgo la salud mental y física de las enfermeras, así como la calidad de los cuidados prestados. He aquí algunas estrategias para gestionar el estrés y prevenir el agotamiento en el entorno geriátrico:

Reconocer los signos del estrés

El primer paso para controlar el estrés es reconocer las señales de alarma. Éstas pueden incluir sentimientos de agotamiento, irritabilidad, distanciamiento emocional y fatiga crónica. Al identificar estas señales, las enfermeras pueden actuar con mayor rapidez para evitar que el estrés se descontrole.

Practicar el autocuidado

Cuidar de su propia salud física y mental es esencial. Esto incluye una dieta equilibrada, ejercicio regular, suficientes horas de sueño y actividades de ocio. Dedicando tiempo a sus propias necesidades, las enfermeras pueden reforzar su resistencia al estrés.

Utilizar técnicas de relajación

Las técnicas de relajación como la meditación, la respiración profunda y el yoga pueden ayudar a reducir el estrés y promover una sensación de calma. Las enfermeras pueden incorporar estas prácticas a su rutina diaria para gestionar eficazmente el estrés.

Establecer límites

Es importante definir límites claros entre el trabajo y la vida personal. Esto significa evitar contestar correos electrónicos o llamadas relacionadas con el trabajo fuera del horario laboral y aprender a decir no cuando la carga de trabajo resulte demasiado abrumadora.

Cultivar una red de apoyo

Disponer de una red de colegas, amigos y familiares con los que compartir experiencias y emociones puede ser extremadamente beneficioso. El apoyo social puede ayudar a aliviar el estrés proporcionando un espacio para expresar los sentimientos y buscar consejo.

Tome descansos regulares

Las enfermeras necesitan hacer pausas regulares durante su jornada laboral para recargar las pilas, tanto mental como físicamente. Incluso los descansos breves pueden ayudar a reducir el estrés y aumentar la productividad.

Fomentar la comunicación abierta

La comunicación abierta con colegas y superiores puede ayudar a identificar las fuentes de estrés y a encontrar soluciones. Cuando las enfermeras se sienten apoyadas y escuchadas, pueden reducir los sentimientos de aislamiento y sobrecarga.

Fijar objetivos realistas

Establecer objetivos realistas y alcanzables ayuda a evitar el estrés asociado a unas expectativas poco realistas. Las enfermeras deben recordar que no pueden hacerlo todo y que es importante concentrarse en las tareas más importantes.

<u>Utilice el humor y la perspectiva</u>
Encontrar el humor en las situaciones estresantes puede ayudarle a descomprimirse y a afrontar el estrés de una forma más positiva. Es más, dar un paso atrás y contemplar la situación desde un ángulo diferente puede ayudar a poner los retos en perspectiva.

<u>Pedir ayuda</u>
Si el estrés se vuelve abrumador, es importante buscar ayuda. Las enfermeras deben sentirse cómodas buscando el apoyo de profesionales de la salud mental, consejeros o supervisores para controlar el estrés y prevenir el agotamiento.

En resumen, gestionar el estrés y el agotamiento es esencial para que las enfermeras mantengan su bienestar y su capacidad de proporcionar cuidados de calidad. Adoptando estrategias de autocuidado, estableciendo límites y buscando apoyo, las enfermeras pueden prevenir el agotamiento y mantener una carrera satisfactoria en el cuidado de ancianos.

- **Encontrar satisfacción y realización en la carrera de enfermería**

Trabajar como enfermera puede ser increíblemente gratificante, ya que ofrece la oportunidad de tener un impacto significativo en la vida de las personas mayores y sus familias. Encontrar satisfacción y realización en esta carrera requiere un equilibrio entre los retos y los momentos positivos, y el reconocimiento del valor de los cuidados prestados. He aquí cómo las enfermeras pueden encontrar satisfacción en su carrera en geriatría:

Reconocer las pequeñas victorias

Los progresos en los pacientes mayores pueden ser más lentos, pero cada pequeña mejora cuenta. Puede ser una mejora de la movilidad, un mejor control del dolor o simplemente una sonrisa de agradecimiento. Las enfermeras deben tomarse el tiempo necesario para reconocer estas pequeñas victorias y recordar que contribuyen a la calidad de vida de los pacientes.

Crear vínculos significativos

Trabajar con personas mayores permite a las enfermeras desarrollar relaciones profundas con los pacientes y sus familias. Estas relaciones pueden aportar una gran satisfacción, ya que muestran el impacto positivo que los cuidados tienen en la vida de los pacientes.

Promover la autonomía del paciente

Cuando las enfermeras ayudan a los pacientes a mantener o recuperar su independencia, puede ser extremadamente gratificante. Animar a los pacientes a realizar tareas que creían imposibles puede aumentar su autoestima y dar a las enfermeras una sensación de logro.

Mostrar a las familias lo agradecidas que están

Las familias de los pacientes ancianos suelen expresar su gratitud a las enfermeras por los cuidados atentos y compasivos que les prestan. Recibir palabras de agradecimiento y reconocimiento puede ser una fuente de satisfacción y motivación para las enfermeras.

Recordar la importancia del papel

Las enfermeras desempeñan un papel esencial en la vida de los pacientes ancianos, proporcionándoles cuidados de calidad y mejorando su calidad de vida. Recordar constantemente la importancia de este papel puede aportar una profunda sensación de logro.

Seguir aprendiendo y creciendo

El aprendizaje continuo en geriatría permite a las enfermeras proporcionar unos cuidados más competentes y adecuados. A medida que adquieren nuevas habilidades y conocimientos, las enfermeras pueden sentirse más competentes y satisfechas con su carrera.

Compartir experiencias positivas

Dedicar tiempo a compartir experiencias positivas con los colegas puede aumentar la sensación de logro. También puede animar a otras enfermeras a ver el valor de su trabajo y a seguir comprometidas con la profesión.

Cuidar de su propia salud

Las enfermeras deben recordar que su propio bienestar es crucial para proporcionar unos cuidados de calidad. Cuidar de su propia salud y encontrar un equilibrio entre su vida profesional y personal contribuye a su satisfacción general.

Centrarse en el sentido del deber

El sentimiento de servir a una causa mayor, de contribuir al bienestar y la comodidad de los pacientes ancianos, puede ser una profunda fuente de satisfacción y orgullo.

Equilibrar retos y recompensas

Trabajar en geriatría puede ser todo un reto, pero estos retos también pueden ser los más profundamente gratificantes. Encontrar el equilibrio entre los momentos difíciles y los gratificantes es esencial para mantener la satisfacción en esta carrera.

En resumen, la satisfacción y la realización en la carrera de enfermería proceden del reconocimiento de las pequeñas victorias, el establecimiento de relaciones, la valoración de la autonomía del paciente y el reconocimiento del impacto positivo de los cuidados. Apreciando los momentos gratificantes y manteniéndose comprometidas con su propio bienestar, las enfermeras pueden mantener un sentimiento duradero de satisfacción en su carrera cuidando a ancianos.

Capítulo 11

Gestión
de emergencias
y
crisis

- **Gestión de urgencias médicas frecuentes en ancianos.**

Las emergencias médicas pueden producirse en cualquier momento y requieren una respuesta rápida y eficaz. Es más probable que las personas mayores tengan problemas de salud subyacentes y complicaciones médicas, lo que hace que la gestión de las emergencias médicas sea aún más compleja. Algunas emergencias médicas son más comunes en los ancianos y es crucial que las enfermeras estén bien preparadas para hacer frente a estas situaciones.

Síncope y caídas

Las caídas y el síncope (pérdida temporal del conocimiento) son emergencias frecuentes entre las personas mayores. Las causas pueden ser variadas, desde problemas cardíacos hasta trastornos neurológicos. Las enfermeras deben ser capaces de evaluar rápidamente la causa de la caída o el síncope, prestar los primeros auxilios necesarios y determinar si se requiere una intervención médica posterior.

Problemas respiratorios agudos

Las infecciones respiratorias, como la neumonía, pueden tener graves consecuencias en los ancianos debido al debilitamiento de su sistema inmunitario. Las enfermeras deben observar atentamente los signos de dificultad respiratoria, fiebre y confusión, y estar preparadas para administrar oxígeno y tomar medidas para evitar complicaciones.

Infarto de miocardio e ictus

Las enfermedades cardiovasculares, como el infarto de miocardio y el ictus, tienen un mayor riesgo en las personas mayores. El reconocimiento precoz de los síntomas, como el dolor torácico o la debilidad en un lado del cuerpo, es esencial para una intervención rápida. Las enfermeras deben estar capacitadas para reaccionar con rapidez y coordinar los cuidados necesarios, incluido el aviso a los médicos y la administración de fármacos trombolíticos en caso necesario.

Complicaciones asociadas a la diabetes y la hipertensión
Las personas mayores con diabetes e hipertensión corren un mayor riesgo de sufrir complicaciones agudas, como hipoglucemia grave o hipertensión maligna. Las enfermeras deben vigilar atentamente los signos de desequilibrio del azúcar en sangre y de hipertensión, y tomar medidas para estabilizar estas condiciones a fin de evitar consecuencias graves.

Dificultad respiratoria en pacientes con enfermedades respiratorias crónicas
Los pacientes ancianos con enfermedades respiratorias crónicas, como la enfermedad pulmonar obstructiva crónica (EPOC), son propensos a experimentar episodios de dificultad respiratoria aguda. Las enfermeras deben ser capaces de proporcionar cuidados de urgencia, como la administración de oxígeno y el control de la ventilación, así como de tomar medidas para estabilizar el estado del paciente.

Trastornos neurológicos agudos
Las enfermeras también deben estar preparadas para gestionar las emergencias neurológicas agudas, como las crisis epilépticas y las infecciones cerebrales. Reconocer los síntomas, proteger al paciente durante el ataque y administrar medicación anticonvulsiva son habilidades esenciales para gestionar estas situaciones.

En conclusión, la gestión de las urgencias médicas en los ancianos requiere habilidades específicas y una rápida toma de decisiones. Las enfermeras deben estar capacitadas para evaluar la situación con rapidez, prestar primeros auxilios y coordinar los cuidados con el equipo médico para garantizar el mejor resultado posible para los pacientes ancianos en situaciones de emergencia.

- **Protocolos de respuesta ante infartos, derrames cerebrales y otras emergencias.**

La rapidez de respuesta es crucial en la gestión de las emergencias médicas en los ancianos, en particular los infartos de miocardio, los derrames cerebrales y otras situaciones potencialmente mortales. Las enfermeras deben estar familiarizadas con los protocolos de respuesta para garantizar una gestión segura y eficaz.

Ataques al corazón (infarto de miocardio)

Cuando un paciente anciano se presenta con síntomas de infarto, como dolor torácico intenso, dolor en el brazo izquierdo, la mandíbula o la espalda, así como náuseas y sudoración, las enfermeras deben tomar las siguientes medidas:

- **Pida ayuda**: Alerte al equipo médico de urgencias para que le presten asistencia inmediata.
- **Administre oxígeno**: Si es necesario, administre oxígeno para ayudar al paciente a respirar.
- **Vigilar y estabilizar**: Vigile continuamente las constantes vitales del paciente, adminístrele fármacos como la aspirina (si lo permite el protocolo) y prepare el equipo para la reanimación cardiopulmonar (RCP) si es necesario.
- **Comuníquese con el médico**: Informe al médico que le atiende o al equipo médico de urgencias de los síntomas y las medidas tomadas.

Accidentes cerebrovasculares (ACV)

Si se sospecha un ictus en un paciente anciano, siga estos pasos:

- **Pida ayuda**: Solicite un equipo médico de urgencias para que le evalúen y le trasladen a un centro especializado en ictus si es necesario.
- **Evaluación rápida**: Utilice el acrónimo FAST (Facial droop, Arm weakness, Speech difficulties, Time to call) para evaluar los signos del ictus.
- **Posición cómoda**: Coloque al paciente en una posición cómoda para reducir las molestias y la presión sobre el cuello.
- **Monitorización continua**: Monitorización continua de las constantes vitales del paciente mientras se prepara al equipo médico para recibir al paciente.

Otras emergencias médicas

Además de los infartos de miocardio y los derrames cerebrales, existen muchas otras emergencias médicas a las que pueden enfrentarse las personas mayores. Algunos ejemplos y protocolos de respuesta incluyen:

- **Diabetes de tipo 2 desequilibrada**: Administre rápidamente dosis de insulina y glucosa según las recomendaciones médicas.
- **Trastornos respiratorios agudos**: administre oxígeno, prepare un dispositivo de ventilación si es necesario y administre medicación broncodilatadora.
- **Reacciones alérgicas graves**: administrar adrenalina y vigilar estrechamente los signos vitales.
- **Crisis epilépticas**: Proteja al paciente de lesiones, cronometre la duración de la crisis y proporcione cuidados postconvulsivos.
- **Hemorragia**: Controle la hemorragia con compresas y aplique presión directa si es posible, mientras avisa al equipo médico de urgencias.

Es esencial que las enfermeras reciban formación periódica sobre estos protocolos de respuesta y sepan adaptarlos a la situación específica del paciente. Una comunicación rápida con los médicos y los equipos médicos de urgencias es crucial para garantizar la seguridad y el bienestar de los pacientes ancianos en caso de emergencia médica.

- **Preparación para atender a pacientes con trastornos psicológicos.**

El malestar psicológico es una realidad frecuente entre las personas mayores, ya esté relacionado con trastornos mentales, situaciones vitales difíciles o acontecimientos estresantes. Las enfermeras desempeñan un papel esencial en la gestión de estas situaciones ofreciendo apoyo emocional y facilitando el acceso a los recursos adecuados.

Reconocimiento de la angustia psicológica

El primer paso para atender a los pacientes que experimentan angustia psicológica es reconocer los signos y síntomas de esta angustia. Estos signos pueden incluir ansiedad, depresión, tristeza persistente, irritabilidad, cambios en los hábitos de sueño y alimentación e ideación suicida. Las enfermeras deben estar atentas a estos signos cuando interactúen con pacientes ancianos.

Escucha activa y apoyo emocional

Cuando un paciente anciano muestra signos de angustia psicológica, las enfermeras deben ofrecer una escucha activa y apoyo emocional. Tomarse el tiempo necesario para hablar con el paciente, formular preguntas abiertas y mostrar empatía puede ayudar al paciente a sentirse escuchado y comprendido. La comunicación centrada en el paciente es esencial si se quiere establecer una relación de confianza.

Evaluación de la gravedad y el riesgo

Es importante evaluar la gravedad de la angustia psicológica y determinar si existe algún riesgo para la seguridad del paciente, como la ideación suicida. Las enfermeras deben estar capacitadas para formular preguntas delicadas y evaluar la situación adecuadamente. Si se identifican riesgos para la seguridad, puede ser necesaria una intervención médica o psiquiátrica de urgencia.

Remisión a los recursos apropiados

Las enfermeras deben conocer los recursos disponibles para ayudar a los pacientes con angustia psicológica. Esto puede incluir servicios de salud mental, terapeutas, grupos de apoyo y líneas telefónicas de ayuda. Los pacientes ancianos pueden tener necesidades específicas de salud mental, y las enfermeras deben ser capaces de remitirlos a profesionales cualificados.

Coordinación con el equipo asistencial

Cuando un paciente anciano presenta malestar psicológico, es importante que la enfermera se ponga en contacto con el equipo asistencial para garantizar un enfoque holístico. Médicos, psicólogos, trabajadores sociales y otros profesionales sanitarios pueden trabajar juntos para desarrollar un plan de atención integral que aborde las necesidades físicas y emocionales del paciente. En resumen, prepararse para atender a pacientes que experimentan angustia psicológica requiere habilidades de escucha activa, apoyo emocional y evaluación de riesgos. Las enfermeras deben estar preparadas para reconocer los signos de angustia, ofrecer el apoyo adecuado y dirigir a los pacientes a los recursos necesarios para promover su bienestar psicológico.